유튜버 닥터장의

초박피
포경수술
이야기

유튜버 닥터장의
초박피
포경수술
이야기

발행일   2022년 2월 25일

지은이   장태희
펴낸이   손형국
펴낸곳   (주)북랩
편집인   선일영   편집   정두철, 배진용, 김현아, 박준, 장하영
디자인   이현수, 김민하, 허지혜, 안유경   제작   박기성, 황동현, 구성우, 권태련
마케팅   김회란, 박진관
출판등록 2004. 12. 1(제2012-000051호)
주소   서울특별시 금천구 가산디지털 1로 168, 우림라이온스밸리 B동 B113~114호, C동 B101호
홈페이지 www.book.co.kr
전화번호 (02)2026-5777   팩스   (02)2026-5747

ISBN   979-11-6836-177-5 03510 (종이책)   979-11-6836-178-2 05510 (전자책)

(주)북랩 성공출판의 파트너

북랩 홈페이지와 패밀리 사이트에서 다양한 출판 솔루션을 만나 보세요!

홈페이지 book.co.kr   •   **블로그** blog.naver.com/essaybook   •   **출판문의** book@book.co.kr

작가 연락처 문의 ▸ ask.book.co.kr

작가 연락처는 개인정보이므로 북랩에서 알려드릴 수 없습니다.

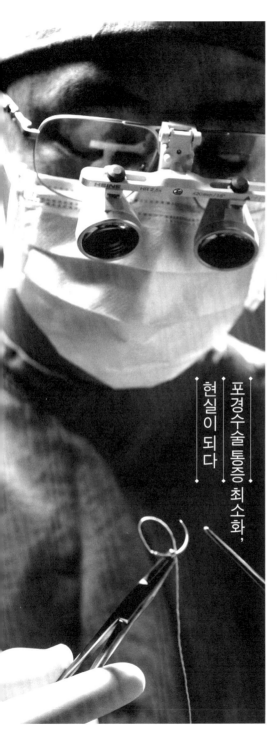

유튜버 닥터장의

초박피 포경수술 이야기

포경수술 통증 최소화,
현실이 되다

장태희 지음

북랩 book Lab

제가 만든 '초박피 포경수술'을 오랫동안 해오다 보니 너무 좋은 수술이라 세상에 알리고 싶었습니다. 그래서 이 책을 쓰게 되었습니다. 저는 이 책의 서두를 이렇게 쓰고 싶은 유혹을 느꼈습니다.

'무명의 개업의사가 어느 날 포경수술의 고통으로부터 세상의 남자들을 구원하려는 마음으로 안 아픈 포경수술을 개발하겠다는 결심을 하였다.'

정말 그랬나? 내가 예수라도 되나? 스스로 생각해봐도 그건 진짜 아닌 것 같습니다. 저는 조금 더 솔직해져야 합니다.

아담 스미스의 『국부론』에 빵장수 이야기가 나옵니다. 아담 스미스의 주장에 의하면 빵장수가 빵을 맛있게 만드는 이유는 빵을 사가는 사람들을 사랑해서가 아니라는 겁니다. 빵을 맛있게 만들면 빵이 많이 팔리기 때문에 맛있게 만든다는 겁니다.

그렇다면 나도 이 빵장수처럼 오직 돈을 많이 벌려고 안 아픈 포경수술을 개발했나? 저 자신에게 물어봤지만 또 꼭 그것만은 아닌 것 같았습니다. 왜냐하면 이 수술을 개발하겠다고 마음먹은 것은 포경수술 받은 어린 학생이 아파서 흘리는 눈물을 보았을 때이기 때문입니다.

아마도 저는 예수와 빵장수 둘 사이 어디쯤일 것입니다.

어쩌면 이것은 중요한 이야기가 아닐지도 모릅니다. 중요한 것은 '초박피 포경수술'이 세상에 나왔다는 것이고, 그래서 남자들에게 이제는 더 이상 포경수술이 공포의 대상도 아니고 부담스러운 수술도 아니게 되었다는 것입니다.

제가 지금 제일 두려운 것이 무엇인 줄 아십니까? 혹시 이 책을 읽는 사람들이 지루해하면 어떡하나 하는 것입니다. 이 책이 아름다운 로맨스 소설이나 흥미진진한 모험 소설도 아닌데 사람들이 어떻게 처음부터 끝까지 재미있게 읽겠습니까? 저는 그게 제일 무섭습니다. 더구나 수술에 대해서 장황하게 설명하는 것이 얼마나 읽는 사람을 피곤하게 만들기 쉬운지 잘 압니다. 저 역시 눈에 들어오지 않는 책을 읽으면 금방 지루해지기 때문입니다. 사람들이 지루해하면 안 되겠기에 나름 재미있게 쓰려고 노력했습니다. 글쎄요. 재미있는 말도 재미없게 하는 것이 저의 주특기인데, 재미없는 이야기를 재미있게 하려고 아무리 제가 애를 쓴다 한들 사람들이 재미있어할까요? 그렇다 하더라도 제가 할 수 있는 노력은

해야 한다고 생각했습니다.

책의 곳곳에 줄거리와는 상관없는 이야기들이 들어 있습니다. 받아들이기에 따라 황당하다고 생각할 수도 있는 일입니다. 그런데 말입니다. 제목에 '수술'이라는 말이 들어가서 그렇지 이 책은 의학 서적이 아닙니다. 어떤 의사의 생각과 경험을 진술하게 써내려간 에세이에 가깝다고 보면 됩니다. 읽다 보면 알게 되겠지만 돌처럼 딱딱한 내용을 솜처럼 부드럽게 말하려고 무진 애를 썼습니다. 사람들이 이 책을 되도록 가벼운 마음으로 읽기를 바라는 마음에서입니다. 이 책에 '커피 한잔' 코너가 띄엄띄엄 들어 있는 것도 당신을 조금이라도 지루하지 않게 하기 위한 저의 작은 배려라고 이해해주시기 바랍니다.

이 책을 읽는 사람들 중에는, 특히 동료 의사들 중에는 제가 말하는 내용과 반대되는 의견을 가진 분이 분명 있을 겁니다. 이 책을 읽다가 설령 자기 생각과 다른 내용이 있다 하더라도 '이렇게 생각할 수도 있구나!' 하고 넓은 마음으로 이해해주시기 바랍니다. 누구에게나 생각은 있는 법이니까요.

많은 사람이 이 책을 읽진 않을 겁니다. 솔직히 많은 사람들이 읽을 내용도 아닙니다. 당신처럼 몇몇 관심 있는 사람들이 읽겠지요. 그렇다 하더라도 그 누군가가 이 책을 읽으면서 "이런 의사도 있구나. 다들 무심코 해왔던 포경수술을 업그레이드 시키려고 혼자 애쓴 의사도 있구나" 하고 생각해준다면 '이 책이 세상에 나온 가치는 충분합니다. 그 누군가도 저처럼 자기 분야에서 뭔가를 발전시키고 싶은 의욕이 생길 수도 있기 때문입니다.

전하고 싶은 내용은 다 썼는데 책 두께가 얇아서 걱정입니다. 글을 좀 더 써서 페이지 수를 늘릴까 생각을 안 한 건 아닙니다. 하지만 별로 하고 싶지 않은 말까지 해가면서 책 두께를 늘리고 싶진 않습니다. 저 역시 쓸데없이 말을 많이 하는 사람을 별로 좋아하지 않기 때문입니다.

세상 모든 일이 다 그렇듯이 이 작은 책도 책은 책인지라 저 혼자 만들 수 있는 건 아니었습니다. 장미란 실장, 양두식 실장이 헌신적으로 도와주지 않았으면 이 책이 더 조악해졌거나 아예 세상에 못 나왔을지도 모를 일입니다.

지금은 2022년 1월입니다. 온 세상이 코로나 공포로 신음하고 있습니다. 외계인이 지구를 침공해도 이 정도는 아닐 텐데 말입니다. 끝이 안 보이는 싸움이어서 더 힘들게 느껴집니다. 새해에는 뭔가 좋은 일이 생기겠지요.

2022년 1월
장택희

차례

1.

그날 아침에
무슨 일이
있었나

:: ::

"아파요. 엉엉…!"

그 겨울 아침 작은 개인병원에 어린아이 울음소리가 울려퍼졌습니다. 그 소리는 전날 저에게 포경수술을 받은 초등학생이 치료받으러 와서 지르는 울음소리였습니다. 아이 뺨으로는 굵은 눈물이 계속해서 흘러내리고 있었습니다. 생전 처음 경험하는 통증에 아이의 몸은 부들부들 떨리고 있었습니다. 수술받은 부위가 퉁퉁 부어있었고 흉측하게 피멍이 들어 있었습니다. 아이는 너무 아파하면서 손도 못 대게 했는데 어르고 달래면서 겨우 치료를 마칠 수 있었습니다. 아까부터 아이 엄마가 원망스러운 눈으로 저를 쳐다보고 있었습니다. 그녀는 저에게 말했습니다.

　"수술 잘 한다고 해서 아이 맡겼는데 이게 뭐예요? 애를 잡잖아요!"

유튜버 닥터장의 초박피 포경수술 이야기

"어머님! 이 수술은 원래 다 그런 겁니다."

그들을 돌려보내고 허탈한 마음으로 원장실에 혼자 앉아 있었습니다. 그리고 영혼 없는 눈빛으로 빈 종이에다 조금 전 제가 한 말을 반복해서 썼습니다.

이 수술은 원래 다 그런 겁니다.

이 수술은 원래 다 그런 겁니다.

…

그러다 갑자기 내 입에서 나도 모르게 고함이 터져나왔습니다.

"그러니까 포경수술이 왜 원래 다 그런 거냐고? 씨팔! 도대체 왜…!"

손에 들고 있던 볼펜을 책상 맞은편 벽에다 힘껏 집어던졌습니다. 볼펜은 왜 자기에게 화풀이하냐는 듯 투덜대는 소리를 내며

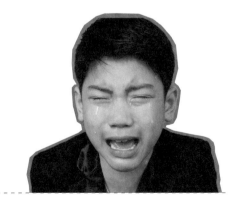

방구석으로 굴러갔습니다. 바로 그때였습니다. 제 머릿속에 번갯불이 번쩍 했습니다. 그건 누구나 가끔씩 하는 경험입니다. 어떤 문제로 고민하면서 끙끙 앓다가 갑자기 기가 막힌 정답이 머리에 떠오르는 순간 말입니다. 당신에게도 분명 그런 경험이 있었을 겁니다. 저는 서둘러서 벽에 집어던졌던 볼펜을 집어다가 다시 글을 썼습니다.

그러니까 포경수술이 왜 원래 다 그런 거냐고?

제가 쓴 글을 한참 동안 들여다보다가 깜짝 놀랐습니다. 아니, 도대체 왜 나는 이 질문을 한번도 안 했던 거지? 그리고 또 그 수많은 선배 의사들은 왜 이 질문을 안 했던 거지? 동료 의사들은? 후배 의사들은? 왜 아무도 '포경수술이 왜 이렇게 아픈 거지?'라는 질문을 안 했을까요. 모두 다 '이 수술은 원래 그런 거야'하면서 생각 없이 지나쳤던 겁니다. 조금 전 그 아이의 엄마에게 제가 했던 것처럼 말입니다. 포경수술을 받은 남자들의 수많은 고통을 보면서도 그 어떤 의사도 이 질문을 하지 않았던 겁니다. 타성이란 이렇게도 무서운 것인가 싶습니다.

어떤 질문은 그 질문 속에 이미 답이 들어 있는 경우도 있습니다. 가령, "가방을 왜 꼭 들고 다녀야 하지?" 이 질문을 처음 한 사람의 마음속에는 이미 바퀴 달린 가방이 그려져 있었을 겁니다. 물론 지금 우리가 보는 세련되고 편리한 디자인의 모습은 아니었을 겁니다. 시간이 지나면서 끊임없이 발전시켜온 것이 지금 우리가 보고 있는 바퀴 달린 가방일 겁니다.

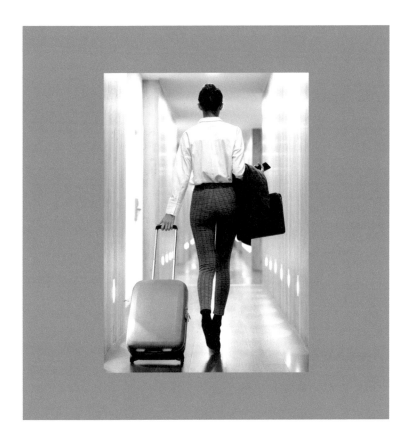

제가 한 질문, 즉 '왜 포경수술은 아파야 하는 거냐?' 하는 질문 속에도 답이 이미 들어 있었습니다. 포경수술을 하고 나면 벌에 쏘인 입술처럼 귀두가 퉁퉁 부어오릅니다. 벌에 쏘인 입술이야 벌독 때문에 붓는 거지만, 멀쩡한 귀두가 왜 벌에 쏘이지도 않았는데 붓겠습니까? 원인은 뻔합니다. 수술 후에 혈액순환이 잘 안되는 것이지요. 수술하고 난 뒤 왜 혈액순환이 잘 안될까요? 그건 음경 포피를 잘라내면서 혈관들을 너무 많이 손상 시켰기 때문입니다. 혈관이 끊어져 막혔는데 어떻게 피가 돌 수 있겠습니까?

당신도 하루 종일 서 있거나 걸었을 때 신발이 잘 안 맞을 정도로 발이 퉁퉁 부었던 경험이 있을 겁니다. 그게 왜 그러겠습니까? 앉아서 쉬어주지 않으니까 피가 다리에서 몸으로 잘 못 올라가서 발이 붓는 겁니다. 중력만으로도 피가 몸으로 잘 못 올라가 발이 붓는데 혈관이 파괴되어서 혈류가 막히면 말 다한 거 아니겠습니까?

이런 예는 들고 싶지 않지만 이해하는 데 도움이 될 겁니다. 만약 누가 제 목을 조른다면 제 얼굴은 곧 시뻘개질 겁니다. 눈알에 빨갛게 핏줄이 서다가 튀어나올 것 같은 느낌이 들 겁니다. 그게 왜 그러겠습니까? 피가 돌지 못해서, 더 정확히 말하면 피가 몸으로 돌아가지 못해서입니다.

당신에게도 상처가 부어서 욱신욱신 아팠던 경험이 있을 겁니다. 그냥 상처도 아픈데 부은 상처는 훨씬 더 아픕니다. 포경수

유튜버 닥터장의 초박피 포경수술 이야기

술 상처가 못 견디게 아픈 것도 부어올라서입니다. 붓지만 않으면 상처가 생겨도 그렇게 많이 아프지 않습니다. 견딜 만합니다.

　이제 저는 포경수술이 왜 그렇게도 많이 아픈지 그 이유를 알게 되었습니다. 그런데 말입니다. 이유를 알았다고 해서 금방 해결책이 생기는 건 아닌 것 같습니다. '그럼 어떻게 안 붓게 할 건데?' 곧바로 제 머리에 이 질문이 떠올랐습니다.
　예를 하나 들어보겠습니다. 당신이 지금 여러 가지로 힘이 듭니다. 당신은 스스로 질문합니다. 왜 내가 지금 힘든 거지? 당신은 금방 답을 합니다. 바보야! 그걸 몰라서 묻는 거야? 돈이 없어서지! 그럼 원인을 알았으니 답은 나온 거네. 돈을 벌면 되겠네. 하지만 여기서 또 질문을 하게 됩니다.

　어떻게?

　그렇습니다. 이 '어떻게?'가 항상 지랄맞습니다.
　어떻게 수술을 하면서 혈관들을 보존할 건데?
　어떻게 머리카락만큼 가느다란 혈관들을 포피로부터 분리할 건데?
　악마는 디테일에 있다는 말은 이럴 때 쓰나 봅니다. 방향은 정해졌는데 방법을 모르겠어서 사람 환장할 노릇이니 말입니다. 어디 물어볼 사람도 없고 참고할 서적도 없습니다. 아무도 가보지 않은 실이기 때문입니다. 이때 당신이 저라면 어떻게 했을 것 같습니까? 네! 맞습니다. 그냥 포기해버리면 마음 편합니다. 누가 욕할 사람도 없습니다. 포경수술이 포경수술이지 별 뾰족한 수가 있겠어? 남들 하는 대로 하면서 사는 게 제일 마음이 편한 법이야! 그거 안 해도 먹고살 수 있어! 맞습니다. 세상에 포기만큼 쉬운 것이 또 있을까요?

그런데 말입니다. 이상한 일입니다. 생각은 그렇게 들면서도 마음은 자꾸 저 혼자 방법을 찾고 있더란 겁니다.

혈관들을 살리면서 피부를 조심조심 분리해나가기만 하면 성공할지도 몰라. 할 수 있어. 할 수 있을 것 같아. 아니, 할 수 있어야 해. 이미 제 마음속에는 수술 후에도 퉁퉁 부어오르지 않은 깔끔한 귀두와 음경이 그려지고 있었습니다. 그리고 제 마음속에는 병원이 떠나가라 울어댔던 그 아이가 생글생글 해맑게 웃고 있는 얼굴도 그려졌습니다.

그날 아침 저는 새로운 희망을 가슴에 품게 되었습니다.

유튜버 닥터장의 초박피 포경수술 이야기

2.

첫 수술의 추억

*

지금은 코로나 공포로 온 인류가 벌벌 떨고 있습니다. 모두들 코로나 바이러스가 무섭다는 걸 잘 압니다. 그래서 다들 마스크로 코와 입을 가리고 살고 있습니다. 그런데 말입니다. 우리가 언제부터 세균과 바이러스가 있다는 걸 알게 되었을까요? 무슨 이야기냐고요? 생각을 해보세요. 세균이나 바이러스는 눈에 보이지 않습니다. 보이지는 않지만 세균과 바이러스가 존재한다는 것을 우리 모두 잘 알고 있습니다. 보이지 않는 귀신이 있다고 믿는 사람은 적지만 보이지 않는 세균과 바이러스는 있다고 다들 믿는다? 저는 이게 참 신기하다는 겁니다.

사실 우리 인류가 세균과 바이러스가 존재한다는 걸 알아낸 건 150년 정도밖에 안 됩니다. 그전에는 아무도 몰랐지요. 보이지 않으니 알 수가 없었던 겁니다. 이 말은 그전에는 상처가 나면 왜 썩고 고름이 생기는지 그 이유를 몰랐다는 뜻이 됩니다. 그러면 그 이전 사람들은 이걸 어떻게 생각했을까요? 네. '자연발생'이라고 생각했습니다. 상처가 썩어서 고름이 흐르는 것도 자연발생이라 생각한 거죠. 참 편해 보이지 않습니까? 세균의 존재를 몰랐던 그들에겐 달리 생각할 방법이 없었던 겁니다.

150년 전 오스트리아에 젬멜바이스라는 산부인과 의사가 있었습니다. 이 의사가 가만히 보니까 어떻게 된 것이 병원에서 의사의 도움으로 분만한 산모가 집에서 분만한 산모보다 더 많이 죽더라는 겁니다. 이게 무슨 시츄에이션? 젬멜바이스는 가만히 생각해본 끝에 아무래도 의사들의 손이 문제인 것 같았습니다. 왜냐하면 그때는 무균 처리된 수술용 장갑 같은 것은 없었고, 오히려 의사들은 "의사의 손에 묻은 피는 신성한 것이다!"라고 정신나간 소리를 하며 다른 환자 수술한 손을 씻지도 않고 분만을 도왔던 겁니다. 지금 같으면 있을 수 없는 일입니다. 그런 의사는 당장에 면허 박탈하고 감방에 처넣어야겠지요.

그 후로 젬멜바이스는 손을 깨끗이 씻고 난 뒤 분만을 도왔습니다. 그랬더니 자기가 분만을 도운 산모 중에는 세균에 감염되는 산모가 없어졌습니다. 얼마나 놀라운 일입니까? 손을 깨끗이 씻은 것뿐인데, 산모들이 안 죽는 겁니다. 그래서 그는 그 사실을 다른 동료 의사들에게 알렸습니다. "너희들도 손을 씻고 애를 받아라. 그러면 산모 죽일 확률이 줄어든다."

여기서 질문 하나 하겠습니다. 다른 의사들이 젬멜바이스의 말을 듣고 손을 씻고 난 뒤 애를 받았을까요? "아! 그렇구나. 왜 그걸 아직 몰랐시? 셈벨! 가르쳐줘서 정말 고마워" 하고 말입니다. 천만의 말씀! 의사들은 이와 정반대로 반응했습니다. "야 이 쬐깐놈아! 네가 뭘 안다고 함부로 주둥이를 놀리냔 말야. 까불지 말고 입 닥치라고!"

동료 의사들은 젬멜에게 증거를 대라고 다그쳤습니다. 왜 손을 씻고 애를 받으면 염증이 덜 생기는지 증거를 대라고 말입니다. 그때까지만 해도 세균이 있는 줄 아무도 몰랐습니다. 젬멜도 몰랐고요. 증거를 댈 방법이 없었습니다. 지금은 유치원생도 아는 대답, "세균이 있는 더러운 손으로 분만을 도우면 산모가 그 세균에 감염되어 죽을 수 있다"는 대답을 젬멜은 몰랐던 겁니다. 명확한 증거를 못 대면서 그냥 "해보니까 안 죽더라고"만 가지고는 씨알도 먹히지 않았던 겁니다. 하지만, 아마도 느낌학상으로 젬멜은 세균 비슷한 것이 있지 않을까 생각했을 겁니다.

또 질문 하나 하겠습니다. 그 후로 젬멜은 입 닥치고 조용히 있었을까요? 아닙니다. 계속 떠들어댔지요. 안 그렇겠습니까? 손만 깨끗이 씻으면 사람 살릴 수 있는데 누가 가만히 있을 수 있겠습니까. 저라도 그렇게 했을 겁니다.

"손 씻어라. 손 씻어라. 제발 손 좀 씻고 애 받아라. 이 돌팔이 놈들아!"

다른 의사들이 어떻게 했는지 아십니까? 기가 막혀서 말이 안

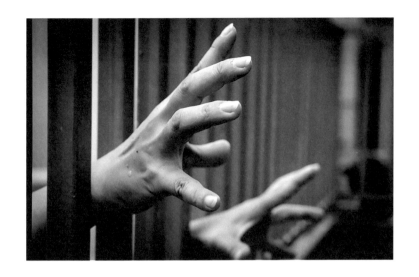

나옵니다. 아 글쎄 젬멜을 정신병원에 가두어버렸지 뭡니까. 젬멜은 정신병동에 감금된 지 2주 만에 죽었다고 합니다. 몰래 누군가가 죽여버렸다는 말도 있고요.

그 후 얼마 안 되어 어떤 의사가 젬멜의 말에 힌트를 얻어서 세균의 존재를 드디어 알아냈다고 합니다. 그 후에 세균을 죽이는 페니실린이라는 항생제도 발견했고요. 항생제 오남용이란 말이 하도 많이 들려서 항생제가 무슨 나쁜 약인 줄 아는 사람들이 많습니다. 그런데 항생제가 아직 발견되지 않았다면 어떻게 되었을까요? 그게 없었다면 현대 의학은 아직도 원시 시대 수준에 머무르고 있었을 겁니다. 생각을 해보세요. 수술 잘하면 뭐합니까? 수술 ~~하는~~ 곡곡 ~~긁~~아너실 텐데요.

우리는 지금 눈에는 안 보이지만 세균과 바이러스가 존재한다는 걸 다 알고 있습니다. 하지만 이것이 150년 전에 살다 간 젬멜바이스라는 불운한 의사 덕분이라는 것을 아는 사람은 많지 않은 것 같습니다. 그리고 말이 나왔으니 하는 얘기인데 시대를 앞서서 뭔가를 한다는 것이 이렇게도 힘들 수 있구나 하는 생각을 해봅니다.

그날 아침 그 아이의 눈물을 보고 불현듯 생각하게 된, 새로운 포경수술에 대한 계획으로 저의 가슴은 설레었습니다. 계획한 대로 잘된다면 많은 남성들을 포경수술의 고통으로부터 구해줄 수 있겠다는 새로운 희망이 보였기 때문입니다.

어떤 걸 원한다고 바로 그 희망이 이루어지지는 않는 것 같습니다. 혈관을 다치지 않게 수술을 하면 수술 후에도 피가 잘 돌아서 덜 아프고 고생도 덜 할 거라는 건 알겠는데 실제로 해보지 않고 어떻게 알 수 있겠습니까? 답답한 마음으로 한동안 시간을 보냈습니다.

그러던 어느 날 한 중학생이 아빠와 함께 포경수술을 받으러 왔습니다. 저는 둘 다 있는 자리에서 저의 안 아픈 포경수술에 대해서 설명했습니다. 그들은 흔쾌히 받아들였습니다. 왜냐하면 그

유튜버 닥터장의 초박피 포경수술 이야기

들 입장에서는 밑져야 본전이기 때문입니다. 같은 비용으로 수술 받는데 혈관을 하나라도 더 살리면 그만큼 덜 아플 터이니 손해 볼 것이 없기 때문입니다.

드디어 저의 첫 '초박피 포경수술'이 시작되었습니다. 혈관을 안 터트리려고 극도로 조심하면서 음경 피부를 분리해나갔습니다. 수술은 더디게, 더디게 진행되었습니다. 30분, 한 시간, 한 시간 반, 두 시간, 두 시간 반….

"선생님! 저 지루해요."

그동안 무던히도 잘 참아주고 있던 중학생의 인내가 바닥이 나고 말았던 겁니다. 그러면 두 시간 반 동안 극도로 집중해서 수술하고 있던 저는 어땠겠습니까? 여태껏 살아오면서 그처럼 오랜 시간 집중해서 뭔가를 해본 기억이 없습니다. 너무 오랫동안 집중했더니 목이 뻣뻣하게 굳어왔고 시야가 침침해져왔습니다. 하지만, 끝은 봐야 했습니다.

수술 시작한 지 세 시간!

세 시간 만에 수술을 끝냈습니다. 수술을 끝냈을 때 저는 서 있기도 힘들 만큼 탈진해 있었습니다. 첫 수술이라 혈관 몇 개 터트리기는 했지만 또 몇 개는 살렸습니다. 이 수술이 성공이냐 실패냐는 내일 판정됩니다. 만약 내일 치료받으러 왔을 때 귀두가 퉁퉁 붓고 많이 아파하면 수술은 실패입니다.

그날 저녁에 술을 많이 마셨습니다. 원래 술을 좋아하기도 하지만 대학 입학시험 발표를 하루 앞둔 재수생처럼 마음이 불안했던 것입니다.

다음날 오전 치료받으러 온 그 학생의 모습을 저는 잊지 못합니다. 병원으로 걸어오는 그 학생의 얼굴은 평온했고, 발걸음은 가벼웠습니다. 조마조마한 마음으로 붕대를 푼 순간 제 눈을 의심했습니다. 이건 전날 포경수술을 받은 음경이 아닙니다. 거의 붓지 않았고 피멍도 거의 없었습니다. 말 그대로 말짱했습니다.

"어젯밤 잘 잤니? 아프지 않아?"
"네. 선생님. 잘 잤어요. 별로 아프지도 않아요."

학생을 보내고 원장실에 혼자 앉았습니다. 가슴은 심하게 쿵쾅거렸습니다. 이럴 때 당신은 어떻게 합니까? 놀라움과 기쁨을 그냥 담아두기에는 저의 가슴이 너무 좁은 탓일까요? 그때 저는 누구에겐가 이걸 말하고 싶었습니다. "내가 해냈어!" 하지만 정작 전화를 걸 사람이 떠오르지 않았습니다. 그날 저녁 와인 한 병 사들고 집으로 돌아가서 혼자 조용히 느긋하게 자축했습니다.

유튜버 닥터장의 초박피 포경수술 이야기

혼자 자축하면서 젬멜바이스를 떠올렸습니다. 그는 불운했습니다. 저는 아닙니다. 그 누구도 이 수술을 개발했다고 해서 저를 정신병동에 처넣을 일은 없을 겁니다. 행복했습니다. 그러나 오늘 첫 수술처럼 세 시간 동안 저 스스로를 탈진시키면서 포경수술을 계속할 수는 없는 노릇입니다. 그러니 아직도 저의 '초박피 포경수술'이 완성된 건 아닙니다. 아직도 해결해야 할 숙제가 많이 남아 있었습니다.

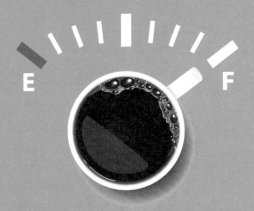

커피 한잔 ①

여자 없는 세상

*

"만약 세상에 여자가 없었다면 우리 남자들은 신이 되었을 거다!"

이 말은 고등학교 때 어느 선생님이 수업 시간에 들려준 말입니다. 세월이 많이 흘러서 지금은 선생님 이름이 기억 안 나는 건 물론 모습까지 흐릿합니다. 그런데 무슨 이유로 이 말은 제 기억 속에 토씨 하나 안 틀리고 또렷이 남아 있는 걸까요? 정말 모르겠습니다.

그런데 말입니다. 당신에겐 이 말이 어떤 뜻으로 들리십니까? 제 마음속에서는 이렇게 해석됩니다.

'남자들은 여자에게 너무 많은 시간과 너무 많은 생각과 너무 많은 에너지를 쓴다. 만약 남자들이 여자에게 쏟아붓는 이 모든 것을 자신의 발전에 투자한다면 거의 신의 경지에 오를 수 있을 것이다.'

유튜버 닥터장의 초박피 포경수술 이야기

네. 고등학교 그 수업 시간에 저는 그렇게 해석했습니다. 그것만은 정확히 기억납니다. 왜 제가 그걸 기억하고 있느냐 하면 그 당시에 저는 어떤 여학생을 짝사랑하고 있었습니다. 그 여학생 생각하느라 도무지 공부에 집중할 수가 없었습니다. 그 선생님의 말을 들었을 때 저는 너무 공감했습니다. '맞아! 그 여학생 생각만 안 하면 전교 일 등도 하겠다!' 싶었던 겁니다.

그런데 말입니다. 나중에는 그 선생님 말이 전혀 말 같지 않게 느껴졌습니다. 왜냐고요? 아니, 생각을 해보세요. 세상에 여자가 없다? 그건 정말이지 너무 삭막한 그림입니다. 우리 남자들, 시커먼 남자들만 있는 세상은 생각하기도 싫었습니다. 그리고 저는 어디서 나왔습니까? 알에서 나왔습니까? 아닙니다. 어머니의 뱃속에서 나왔습니다.

여자 없는 세상에서 신이 되면 뭐합니까? 여자 없는 세상에서 신이 되기보다는 여자 있는 세상에서 인간으로 사는 게 낫지 않을까요?

지금 만약 그 선생님을 만난다면 이 이야기를 해주고 싶은데요. 그때도 선생님 나이가 많았으니 지금은 아마 돌아가셨을 겁니다.

당신 생각은 어떻습니까?
선생님 말이 맞는 것 같습니까?
아니면 제가 맞는 것 같습니까?

3.
—

시행착오

::

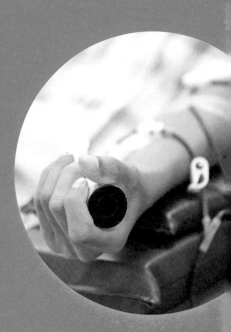

*

당신의 혈액형은 뭔가요? A형? B형? O형? 아니면 AB형?

자기 혈액형을 모르는 사람은 없을 겁니다. 그런데요. 지금으로부터 120년 전에는 자기 혈액형을 아는 사람이 하나도 없었습니다. 정말입니다. 왜냐고요? 그전에는 혈액형이란 것이 있는지 몰랐기 때문입니다. 그럼 수혈은 어떻게 했냐고요? 당연히 못 했지요. 수술하다 피가 부족하면 죽는 수밖에 다른 도리가 없었습니다.

그런데 말입니다. "말도 안 돼!" 하겠지만 혈액형을 모르던 시절에도 수혈을 했다는 기록이 있습니다. 그것도 사람의 피가 아니라 처음에는 소나 양의 피를 수혈했다고 합니다. 참으로 엽기적이지 않습니까? 소나 양의 피를 수혈하면 그 사람이 살겠습니까, 죽겠습니까? 당연히 수혈하는 족족 죽어나갔습니다. 지금 들으면 이무슨 무식한 짓거리냐 하실 겁니다. 당신도 그렇게 생각하실 겁니다. 하지만 그때 그걸 시도한 사람들의 입장을 생각해보십시오.

사람 목숨 살리는 일인데 뭘 못 해보겠습니까? 오히려 그런 시도를 했다는 것에 대해 노력이 가상하다고 생각해야 합니다. 그렇게 이해하셔야 합니다.

어쨌든 동물 피를 수혈하는 족족 사람이 죽어나가니까 다음에는 사람 피를 수혈했습니다. 진작에 사람 피를 수혈하지 아니한 것은 종교적인 이유 때문이라고도 합니다. 그런데 혈액형이란 게 있다는 걸 모르던 시절이었으니 수혈받는 사람이 다행히 혈액형이 맞으면 살고 재수없이 혈액형이 일치하지 않으면 죽었습니다.

그때 사람들은 이상하게 생각했습니다. 왜 어떤 사람은 다른 사람 피를 수혈받아도 괜찮고 어떤 사람은 다른 사람 피를 수혈받자마자 죽어버리는지, 한참 동안 그 원인을 몰라서 애태웠습니다.

1901년이 되어서야 란트 슈타이너 박사가 각자 사람마다 다른 혈액형을 가지고 있다는 것을 최초로 알아내게 되었습니다. 지금으로부터 정확히 120년 전이네요.

우리가 지금 너무나 당연히 알고 있는 사실, 즉 사람에게 네 가지 혈액형이 있다는 걸 발견한 것이 겨우 120년 전의 일입니다. 저는 이런 말을 들을 때마다 지금 태어나서 얼마나 다행인지 모르겠다는 생각이 저절로 듭니다. 그렇잖습니까? 수술받다가 피가 부족해서 죽으면 얼마나 억울하겠습니까? 또 소나 양의 피를 수혈받지 않아서 얼마나 다행입니까? 혈액형이 다른 사람의 피를 수혈받을 리 없으니 얼마나 안심입니까?

정말이지 지금 태어나서 천만다행입니다.

'로마는 하루아침에 이루어지지 않았다'라는 말이 있습니다. 로마만이 아닙니다. 현대 의학도 여기까지 오는 데 얼마나 많은 시행착오를 겪었는지 모릅니다. 소나 양의 피 혹은 혈액형 다른 사람의 피를 수혈하는 따위의 시행착오들 말입니다. 어찌 이것뿐이겠습니까? 어쩌면 우리 모두는 이 시행착오 과정에서 죽어나간 많은 사람들에게 빚을 지고 있는지 모릅니다. 그들의 희생이 없었다면 어쩌면 당신이나 내가 소나 양의 피를 수혈받고 있을지도 모를 일이니까요. 이건 마치 지뢰밭 걸어가기 같습니다. 앞서 간 사람이 지뢰를 밟아 터진 자리는 안전하잖아요?

저의 '초박피 포경수술' 개발 과정은 이 수혈 시행착오에 비하면 아주 행운이었습니다. 크게 시행착오를 겪지 않았고 오히려 첫 수술을 보기 좋게 성공시켜버렸으니까요.

여기서 질문 하나 하겠습니다. 그럼 그 후로 저의 '초박피 포경수술'은 아무 문제없이 계속 승승장구했을까요? 전래동화 마지막에 나오는 말처럼 '그 후로 오래오래 행복하게 살았답니다'였을까요? 아! 눈치채셨군요. 그랬다면 이런 질문을 하지도 않았을 겁니다. 첫 수술 성공시켰다고 좋아했는데 그게 끝이 아니었습니다. 저의 진짜 시행착오는 이제부터 시작이었습니다. 그리고 그건 수술 자체의 문제가 아니라 병원 경영의 어려움이었습니다. 고생의 연속이었습니다.

무슨 고생이었을까요? 네, 우선 수술 시간이 너무 많이 걸린다는 것이었습니다. 세 시간 걸려서 포경수술을 하나 하면 병원을 유지할 수 있을까요? 병원 유지하려면 들어가는 기본 비용이라는 것이 있습니다. 건물 임대료, 인건비, 의료 소모품비 등등…. 처음에 초박피 포경수술을 시작하면서 한동안 경영 적자에 시달려야 했습니다. 이런 식으로 병원을 운영하는 것을 '경제성이 없다'라고 합니다.

쉬운 예를 하나 더 들어보겠습니다. 당신이 제과점을 내는 겁니다. 당신은 당신이 사는 도시에서 제일 좋은 자리에 비싼 임대료를 내고 가게를 얻었습니다. 그리고 당신은 빵을 가장 맛있게 만드는 장인에게 급여를 많이 주기로 하고 고용했습니다. 잘은 모르지만 이런 사람들은 급여가 장난이 아니라고 합니다. 그리고 당신은 최고급 빵을 만드는 원료로 최고급 밀가루, 최고급 설탕, 최고급 달걀을 구매합니다. 당연히 빵은 훌륭하게 만들어졌습니다. 그런데 당신은 다른 제과점에서 1,000원에 파는 빵을 5,000원에 팔아야 손해를 안 봅니다. 당신은 이렇게 제과점 차려서 대박 났을까요? 아닙니다. 쪽박 찰 가능성이 훨씬 높습니다. 너무 맛있지만 너무 비싸서 그 빵을 살 수 있는 사람이 별로 없습니다. 이런 걸 경제성이 없다고 합니다.

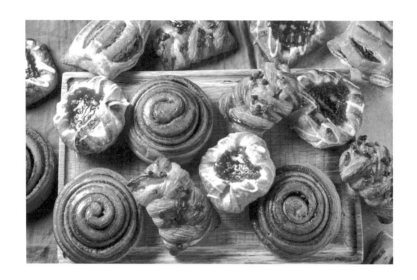

저의 '초박피 포경수술'도 당신의 쪽박 찬 제과점과 사정이 똑같습니다. 예전 포경수술과는 비교도 할 수 없을 만큼 좋기는 좋은데 시간이 너무 걸려서 하루에 할 수 있는 수술 건수가 너무 적다는 것입니다. 그렇다고 포경수술 하나 받는 데 비용을 많이 내라고 하면 누가 수술을 받겠습니까?

두 번째 문제는 저의 체력 소진이었습니다. 세 시간 동안 초긴장한 상태에서 포경수술을 마치고 나와서 거울을 보면 양쪽 눈 밑에 시커멓게 다크서클이 내려앉아 있었습니다. 너무 오랫동안 집중해서인지 눈빛은 초점을 잃고 멍해 보였습니다. 고개는 뻣뻣하게 굳어서 똑바로 펼 수도 없었습니다. 그렇게 포경수술을 계속

유튜버 닥터장의 초박피 포경수술 이야기

할수록 병원 재정과 저의 체력은 점점 고갈되어갔습니다. 어느 날 한 직원이 조심스럽게 제게 말했습니다.

"원장님! 우리 포경수술 안 하면 안 될까요?"

저는 그 직원에게 눈을 부라렸습니다. 저와 병원을 생각해서 충심으로 한 말인데 눈을 부라렸으니 그 일을 생각하면 그 직원에게 저절로 미안한 마음이 듭니다.

아! 여기서 얼마나 더 버틸 수 있을지….

이 수술만 성공시키면 뭔가 좋은 일이 있을 줄 알았는데 이게 뭐람.

그 시절 저의 고민은 깊어만 갔습니다.

수술하는 의사에게
필요한
세 가지

::

수술하는 의사에게는 이 세 가지가 필요하다

매의 눈
사자의 심장
섬세한 여자의 손

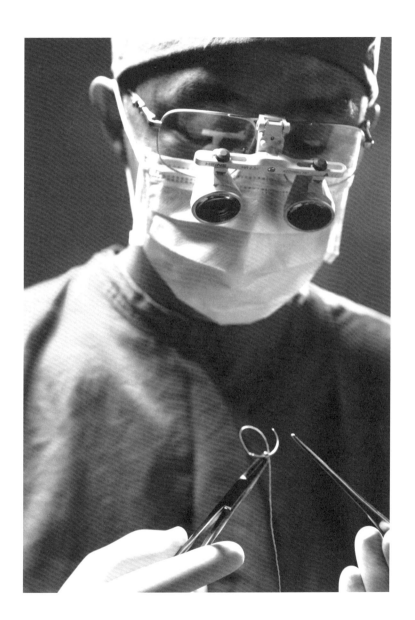

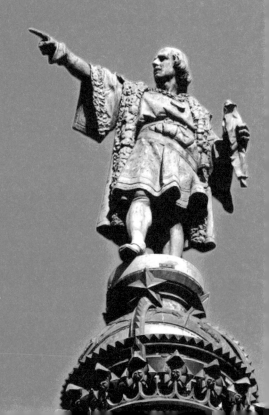

5.
##

콜럼버스의
달걀

::

*

콜럼버스는 망망대해 대서양을 건너가 맨 처음 아메리카 대륙을 발견한 사람입니다. 누구나 다 아는 사실입니다. 다시 스페인으로 돌아온 그는 영웅 대접을 받았는데 그를 질투한 누군가가 콜럼버스에게 시비를 걸었습니다.

"콜 선생! 누군가가 배를 빌려줬다면 나도 얼마든지 대서양 건너가 아메리카를 발견할 수 있었소. 너무 거들먹거리지 마세요."

그러자 콜럼버스가 달걀을 집어들며 말했습니다.

"그럼 이 달걀을 세워보시오."

처음에 시비를 건 사람이 우물쭈물하고 있자 콜럼버스는 달걀 밑동을 조금 깨서 세웠습니다. 그것을 본 시비꾼이 말했습니다.

"그렇게 하면 누가 달걀을 못 세우겠소."

그러자 우리의 콜럼버스가 말했습니다.

"누군가 먼저 하고 나면 다 쉬운 법이지요!"

유튜버 닥터장의 초박피 포경수술 이야기

이 이야기를 하려고 하는 게 아닙니다. 가끔은 사람들 중에 뭔가에 꽂히면 아무도 못 말리는 사람이 있습니다. 끝을 볼 때까지! 바로 콜럼버스가 그런 사람이었던 것 같습니다. 콜럼버스가 살았던 당시에는 대부분 사람들이 수평선 너머로 배 타고 가면 낭떠러지가 있어서 바닷물과 함께 떨어져 죽는다고 알고 있었습니다(솔직히 저는 지금도 바닷가에서 수평선을 바라보면 꼭 그 너머에 낭떠러지가 있을 것처럼 느껴집니다).

그런데요, 어떻게 알았는지는 모르지만 수평선 너머에 낭떠러지 같은 건 없다는 걸 콜럼버스는 알게 되었던 것입니다. 지구는 둥글어서 대서양 쪽으로 배 타고 계속 가다 보면 다시 원래의 자리로 돌아온다는 것을 그는 알았던 겁니다. 간단히 생각해 볼까요? 학교 운동장 한 바퀴 돌면 제자리로 돌아오잖아요.

당시에는 인도에서 수입하는 향료가 금값보다 비쌌다고 합니다. 그런데 아프리카 대륙을 돌아서 갔다 오려면 시간이 많이 걸렸나 봅니다. 콜럼버스는 대서양을 가로질러 갔다 오면 최고 짧은 지름길이라고 생각했습니다. 성공만 하면 이건 뭐 로또 정도가 아니라 나라 하나를 살 수 있는 돈을 벌 수 있다고 생각해보세요. 얼마나 가슴이 뛰었겠습니까?

그런데 말입니다. 콜럼버스에게는 이 어마어마한 아이디어는 있었는데, 정작 돈이 없었습니다. 지금의 신생 벤처사업가와 똑같았습니다. 일 년이 걸릴지 이 년이 걸릴지 모를 항해를 하려면 우선 큰 배가 필요합니다. 선원들도 필요합니다. 이것저것 다 하면 엄청난 비용이 필요합니다.

야망에 가득 찬 콜럼버스가 이때부터 어떻게 했는지 아십니까? 네, 맞습니다. 투자자를 찾아다녔습니다. 콜럼버스는 우리하고 스케일이 다릅니다. 그때도 은행이 있었는지 모르지만 그는 기죽은 모습으로 은행 대출창구 앞을 기웃거리는 대신 바로 왕을 찾아갔습니다. 처음엔 스페인 왕 앞에서 사업 설명회를 가졌지요.

"저의 계획에 투자해주신다면 스페인을 유럽에서 가장 부유한 나라로 만들어드리겠습니다!"

왕이 어떤 사람입니까? 돈 빌려달라고 하면 막 내주는 사람입니까? 그러다가는 곧 나라가 거덜이 납니다. 왕도 이런 사람들에게 한두 번 속아본 것이 아닐 것입니다. 그리고 이미 많이 뜯기기도 했을 겁니다. 옛날이라고 사기꾼이 없었겠습니까? 왕은 일언지하에 거절했습니다. 속으로 "딴 데 가서 알아봐라, 이 사기꾼아!" 생각하면서 말입니다.

사람이란 너무 어마어마한 걸 약속하면 본능적으로 믿지 못하는 것 같습니다. 저도 그런 사람 안 믿습니다. 아니, 못 믿습니다.

이제부터 콜럼버스의 근성이 나옵니다. 저 같으면 낙담해서 술이나 펐을 텐데 말입니다. 그 사람은 저 같은 지질이가 아닙니다. 그는 바로 영국으로 건너가서 왕을 만나 똑같은 제안을 합니다.

"저의 계획에 투자해주신다면…."

유튜버 닥터장의 초박피 포경수술 이야기

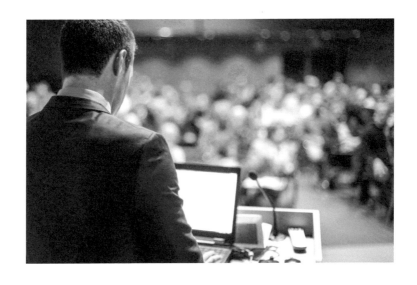

영국 왕도 거절합니다.

"됐네, 이 사람아!"

프랑스로 가서 왕을 만납니다. 왕은 거절합니다. 곧바로 포르투갈로 갑니다. 또 거절당합니다. 다시 스페인으로 갑니다.

생각해보세요. 그때는 요즘처럼 비행기도 없고 기차나 승용차는 물론 자전거도 없던 시절이었습니다. 고속도로도 없었고 요즘처럼 강 건널 다리도 없었습니다. 돛단배도 타고, 마차도 탔다가, 나귀도 탔다가, 걷기도 하면서 산 넘고 물 건너 온 유럽을 돌아다녔던 겁니다. 그리고 왕이 누굽니까? 아무나 만나주겠습니까? 왕을 만나게 해달라고 조르고 기다리다 또 조르고 기다리고 하지 않았겠습니까? 멘탈 깁도 이턴 슈퍼 갑이 없습니다.

그때 스페인 왕은 여왕이었습니다. 하도 졸라대니까 귀찮아서였는지 아니면 정말 콜럼버스의 말이 맞아 보였는지 드디어 비용을 대주기로 합니다. 만세! 결국 멘탈과 인내의 위대한 인간 승리로 끝났습니다.

당신도 성공하기를 원한다면 이 대목을 꼭 기억해야 합니다. 한두 번 들이대보고 안 되면 '안 되는구나' 하고 그만두는 게 대부분의 사람들입니다. 보십시오. 콜럼버스는 끝까지 들이댔습니다. 열릴 때까지 문을 두드렸습니다. 저는 어디선가 운(運)도 여자처럼 악착같이 들이대는 사람에게 마음이 기울어진다고 말한 적 있습니다. 콜럼버스가 제 말을 들었을 리 없지만 그는 이 사실을 너무나 잘 알고 있었나 봅니다.

자, 우리 함께 콜럼버스의 배가 대서양을 향해 떠나가는 항구로 가볼까요. 투자해준 왕은 물론, 유세깨나 하는 귀족들, 부인들, 공무원들, 시민들, 아이들, 어중이떠중이들까지 그 도시의 사람들은 다 항구로 몰려와 그야말로 인산인해였을 겁니

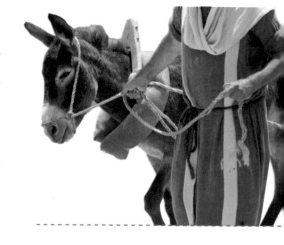

유튜버 닥터장의 초박피 포경수술 이야기

다. 이보다 더한 볼거리가 어디 있겠습니까? 지금 우리가 보기에는 별로 커 보이지 않지만 그 시절 사람들에게는 거의 항공모함처럼 어마어마하게 커 보였을 범선 세 척이 먼 바다로 천천히 나갑니다.

모자나 손수건, 옷, 그것도 없으면 맨손이라도 흔들 수 있는 건 다 흔들면서 사람들이 "와아아!" 소리를 지릅니다. 그 함성 속에서 사람들 주고받는 소리가 들립니다.

"죽으려면 뭔 짓을 못 할까? 참말로."
"죽지 못해 환장을 했네. 환장을 했어!"

처음에 언급했지만 그 시절 대다수의 사람들은 수평선 넘어가

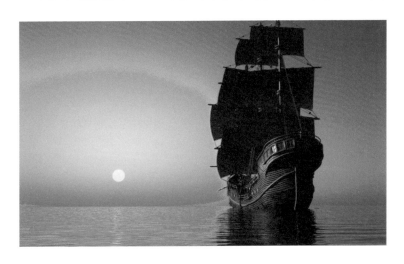

면 바로 바닷물께 힘께 끝 노들 낭떠러지로 떨어지는 걸로 알고 있었습니다.

죽는다는 말이 나왔으니 하는 말인데 선원들은 어떻게 뽑았을까요? 누가 죽을 것이 뻔해 보이는 항해에 지원했을까요? 제 생각엔 아무도 없었을 것 같습니다. 그런데요, 예나 지금이나 사는 게 무료해서 어딘가 멀리 훌쩍 떠나고 싶은 사나이들은 늘 넘치나 봅니다. 또 목숨을 건 모험에 가슴이 두근거리는 사나이들은 항상 있나 봅니다. 더구나 성공만 하면 큰 보상을 받을 수 있다는데 남자라면 한번 도전해보고 싶지 않았겠습니까? 그때 선원 모집 광고를 어느 책에선가 읽었는데 찾을 수가 없네요. 기억나는 대로 써 보겠습니다.

◆ **선원 모집 광고** ◆

모집 인원: ○○명

보수: 엄청 많음(단, 성공한다면)

항해 기간: 모름(아마도 짧으면 1년?)

항해 지역: 수평선 너머 어딘가 아무도 안 가본 곳(솔직히 잘 모름)

비고 1: 죽을 수 있음. 책임 안 짐.

비고 2: 범죄자가 지원하면 사면해줌.

대충 이런 내용이었습니다. 크게 틀리지 않을 겁니다. 왜 저는 이 모집 광고를 보면서 드라마 「오징어 게임」이 생각날까요? 죽을 수도 있지만 그냥 암담한 현실을 벗어나고 싶어서 지원했던 그 사람들. 그리고 목숨을 건 항해에 지원한 선원들. 어딘가 많이 닮은 것 같지 않습니까? 만약 당신도 그 드라마를 봤다면 저의 말에 동의할 겁니다.

그다음 이야기는 당신이 알고 있는 그대롭니다. 아메리카에서 금을 잔뜩 싣고 와서 스페인을 유럽 최고 부자의 나라로 만들어 주었다고 합니다. 콜럼버스 이야기는 여기까지입니다.

애써 만든 저의 '초박피 포경수술'은 시작한 지 얼마 되지 않아서 '경제성 없음'이라는 암초에 부딪혔습니다. 콜럼버스처럼 대가 세지 못한 저는 한없이 작아지기만 했습니다.

그런데 말입니다, 사람이란 참 이상합니다. 저는 한없이 작아지고 위축되기는 했지만 이 수술을 포기하겠다는 생각은 단 1초도 하지 않았습니다. 그게 저도 이상합니다. 그런데 가만히 생각해보면 누구에게나 이런 면이 있는 것 같습니다. 생각해볼까요? 만약 당신이 정말 옳다고 믿는 어떤 것이 있다고 칩시다. 그런데 누가 당신더러 "그거 옳지 않다!"라고 하면 기분 좋겠습니까? 더구나 "그건 나쁘다!"라고 말하라고 강요한다면 당신은 하겠습니까? 안할 겁니다. 자신의 종교를 위해 순교까지 하는 사람들 마음이 이런 거 아닐까요?

남성들을 포경수술이 고통스로부터 해방시켜줄 수술 방법을 아는데 그걸 어떻게 포기할 수 있겠습니까? 당신이라도 포기 못 했을 겁니다.

한 3년 동안 병원 재정과 저의 체력을 고갈시켜가면서 어렵게, 어렵게 초박피 포경수술을 해나갔습니다. 그런데 말입니다. 콜럼버스에게 그랬던 것처럼 운은 (여자처럼) 악착같이 매달리는 저에게도 마음을 기울이기 시작했습니다. 조금씩 입소문이 나면서 이 수술 받겠다는 남자들이 늘기 시작했던 것입니다.

뭐든지 반복하다 보면 숙련이 됩니다. 저도 이 수술을 많이 하다 보니 수술하는 데 걸리는 시간이 조금씩 줄어들기 시작했습니다. 처음에 세 시간 걸리던 수술이 두 시간 반으로, 또 이것이 두 시간으로, 지금은 더 줄어들어서 한 시간 반 정도 걸립니다. 앞으로 더 줄어들 것으로 기대하고 있습니다. 아직도 이 수술을 하고 나면 여전히 지치긴 하지만 처음처럼 다크서클이 내려앉을 정도는 아닙니다. 조금 쉬고 나면 다시 체력이 회복되는 걸 느낍니다.

병원은 유지되어야 하겠기에 조심스럽게 수술비를 올렸습니다. 솔직히 그때 얼마나 마음이 조마조마했는지 모릅니다. '비싸다고 사람들이 수술받으러 오지 않으면 어떡하나' 하고 말입니다. 그런데 말입니다, 비싸다고 해서 사람들이 수술을 안 받는 것이 아니라는 걸 그때 처음 알았습니다. 결과가 좋으면 사람들은 오히려 기

유튜버 닥터장의 초박피 포경수술 이야기

뻐하고 고마워한다는 것도 처음 알았습니다. 그 후로 병원 운영이 많이 안정되어갔습니다. 요즘도 전국 각지에서 저에게 수술을 받으려는 사람들이 많이 찾아오고 있습니다.

콜럼버스는 태어날 때부터 특별한 남자가 아니었습니다. 그럼 뭐가 그를 그렇게도 특별하게 만들었을까요? 무엇이 운명의 여신조차 그의 편이 되게 했을까요? 그건 그가 뭔가에 강하게 꽂혔기 때문입니다. 어떤 경우에 사람이 뭔가에 강하게 꽂힐까요? 그건 남들이 못 본 뭔가를 가장 먼저 봤을 때입니다.

"그래! 바로 이거야!"

그는 누구보다도 먼저 지구를 한 바퀴 돌면 제자리로 돌아올 수 있다는 걸 본 겁니다. 개미가 축구공을 한 바퀴 돌면 제자리로 돌아오는 것처럼 말입니다. 아무도 가보지 않았기에 그는 그걸 확인하고 싶었던 겁니다. 성공했을 때 따라오게 될 부귀와 명예도 그를 특별하게 하는 데 한몫했을 겁니다. 그도 인간이니까요.

저 역시 마찬가지입니다. 아프지 않도록 포경수술을 하는 방법을 가장 먼저 발견했습니다 그때 저는 강하게 꽂혔습니다. 강히게 꽂힌 저는 결국 그 수술을 완성시켰습니다. 하지만 아직은 그런 포경수술이 있다는 것을 아는 사람이 적습니다. 콜럼버스가 살았던 시절에 지구가 둥글다는 것을 아는 사람이 별로 없었던 것처럼 말입니다. 세월이 흘러 지금은 지구가 둥글다는 것을 모두 다 알고 있듯이 언젠가는 저의 초박피 포경수술을 많은 사람들이 알게 될 날이 올 것입니다.

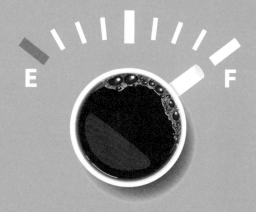

커피 한잔 ②

급소를 맞아본 적 있나요

*

그거 아세요?

인간의 장기 중에서 유일하게 몸 밖으로 나와 있는 건 남자의 고환밖에 없다는 걸요.

이 말은 사실입니다. 심장, 폐, 위, 간, 창자 모두 안전하고 따뜻한 몸 안에 있습니다. 눈알(안구)도 얼굴뼈 오목한 곳에 쏙 기어들어가 있잖아요.

신이 흙으로 남자를 만들었다고 합니다. 그런데 그때 왜 남자의 고환을 다른 장기들처럼 안전하게 몸속에 집어넣지 않고 다리 사이에서 덜렁거리게 만들었는지 저는 그 의도를 알지 못하겠다는 겁니다. 전능하신 신이라면 이게 얼마나 자주 남자를 위험에 빠뜨리게 될지 잘 알고 있었을 텐데요.

고환은 체온보다 온도가 좀 낮아야 작동을 잘하기 때문에 바람

유튜버 닥터장의 초박피 포경수술 이야기

에 식게, 즉 공랭식으로 몸 밖에 설계한 거라고 의사들은 말합니다. 하지만 이 말도 저에게는 애초에 설계를 잘못한 것에 대한 변명으로밖에 들리지 않습니다. 바람에 식히지 않아도 작동이 잘되게 만들어서 배 속 안전한 곳에 있었으면 얼마나 좋았을까요.

제가 왜 이렇게 고환의 위치에 대해서 불만이 많은지 그 이유를 조금 더 자세히 설명해드리겠습니다.

아프리카 들개나 하이에나가 들소를 사냥하는 장면을 보셨나요? 이것들은 사냥할 때 대부분 떼로 공격합니다. 들소 한 마리를 포위한 뒤 앞과 뒤에서 공격하는데 앞에 있는 놈들이 주의를 끄는 동안 뒤로 돌아간 놈들이 들소의 음낭을 물어뜯어버립니다. 그 큰 덩치의 들소도 음낭을 뜯기면 맥없이 주저 앉아버립니다. 그걸로 끝입니다.

지금은 속옷도 입고 바지도 입고 다녀서 그래도 좀 낫습니다. 옛날 무엇으로도 가리지 않고 덜렁거리며 돌아다니던 원시 시절에는 모르긴 몰라도 남자들이 맹수들에게 불알깨나 따먹혔을 겁니다. 사자, 하이에나, 들개들이 지금도 거기를 집중공격하는데 옛날이라고 안 그랬겠습니까?

그리고 남자들끼리 싸울 때 아마 발길에 많이 차였을 겁니다.

안 봐도 뻔합니다. 저라도 눈에 보이는 취약점을 노렸을 겁니다. 얼마나 취약한지 같은 남자인 저는 잘 알고 있으니까요.

개싸움 하는 걸 본 적이 있나요? 저는 시골에서 자랄 때 동네 개들이 싸우는 걸 자주 봤습니다. 개가 싸우다 져서 도망갈 때 어떻게 하는지 아십니까? 뒷다리 사이로 꼬리를 말아넣고 도망갑니다. 어릴 때 저는 개가 도망가면서 꼬리를 물리지 않으려고 그러는 줄 알았습니다. 그런데 이제 보니 그게 아니었습니다. 그게 다 개불알 물리지 않으려고 그랬던 겁니다. 자기들 선조들이 하던 짓을 그대로 따라하는 거겠지요.

고환을 맞아본 적 있으세요? 저는 고등학교 시절 축구공으로 고환을 정통으로 맞은 적이 있습니다. 어땠을 거 같습니까? 맞은 순간 양다리에 힘이 쭉 빠지더니 눈앞이 하얘지더군요. 그다음 곧바로 급소 부위에 엄청난 통증이 와서 저절로 땅바닥을 뒹굴며 비명을 지르게 되더라니까요.

들소를 보거나 개 꼬랑지 말아넣는 걸 보거나 제가 축구공으로 고환을 맞은 경우를 보더라도 불알(고환)을 몸 밖에 배치한 건 정말 바보 같은 설계 아닌가요?

유튜버 닥터장의 초박피 포경수술 이야기

그렇다면 혹시….

　신이 흙으로 남자를 이미 다 만들었을 때 "아차!" 싶었던 건 아닐까요? 왜냐? 그 중요한 고환 만드는 걸 깜빡했지 뭡니까. 그런데 이제 와서 고환을 몸속에 집어넣기에는 너무 공사가 커지는 겁니다. 그래서 신은 잠시 망설이다가 "에라 모르겠다!" 하면서 조그만 흙덩이를 사타구니에 찰싹 붙인 게 고환이 아닐까 하는 생각을 해봅니다. 생각하면서 혼자 웃어봅니다.

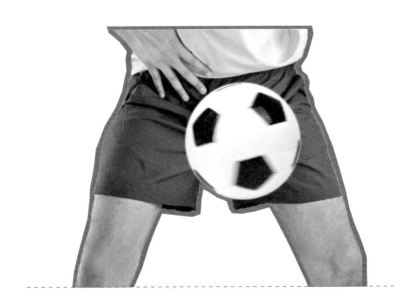

바둑은 훈수 두는 사람에게 더 잘 보이는 법이다

∵

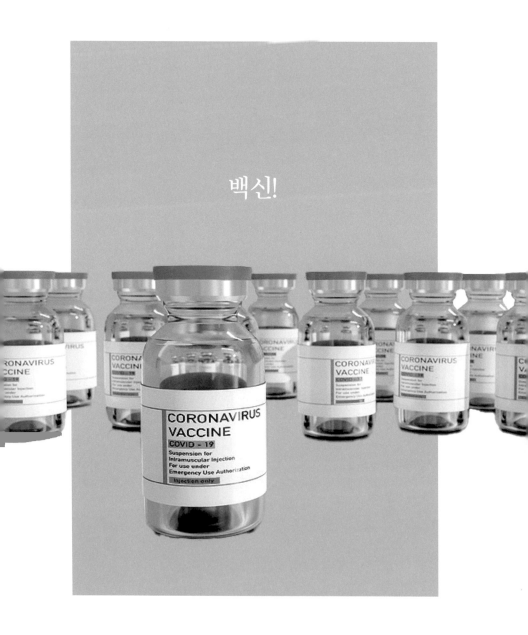

백신!

유튜버 닥터장의 초박피 포경수술 이야기

요즘 이 말을 모르는 사람은 없을 겁니다. 두말할 것 없이 코로나 때문이지요. 저도 백신 2차까지 접종을 받았지만 그런 사람도 코로나에 걸린다 하니 마음은 여전히 불안합니다. 나중에 사람들은 이 시대를 어떻게 기억할까요? 눈에 보이지도 않는 쬐끄만 녀석들 때문에 온 인류가 이렇게 벌벌 떨 줄은 정말 생각도 못 했지 뭡니까. 끝은 날까요? 지금으로서는 정말 암담합니다.

그런데요. 요즘은 다 알고 있는 이 '백신'이라는 말을 누가 처음 사용했는지 아세요? 네, 당신도 잘 알고 있는 사람입니다. 그 사람은 바로 파스퇴르입니다. 우리나라에서는 '파스퇴르 우유'로 광고가 많이 되어 있어서 이분이 어디 목장 주인이었나 하는 생각이 들었을 겁니다. 아니면 유제품 가공 기술자였나 싶기도 했을 겁니다.

그분은 우유와는 아무 상관이 없습니다. 그런데 왜 '파스퇴르 우유'가 나왔을까요? 그건 그가 발견한 '저온 살균법' 때문입니다. 당신도 광고에서 들어본 말일 겁니다. 저온 살균법이 뭘까 해서 찾아보니 아주 고온이 아니라 60도 정도에서 몇십 분 살균하면 맛과 향, 그리고 영양소를 파괴하지 않고 살균할 수 있는 방법이라고 하네요.

백신의 원리를 최초로 제시한 사람은 영국의 제너라는 사람이지만 이 원리를 기초로 해서 나중에 수많은 백신을 개발하는 데 직접적인 도움을 준 사람은 파스퇴르입니다. 당신이나 제가 맞은 코로나 백신도 결국은 그가 만들어놓은 기초 위에서 개발된 거지요.

우리 한번 어떤 병의 백신이 나와 있나 종류를 같이 볼까요?

결핵, B형 간염, 디프테리아, 파상풍, 백일해, 폴리오, 헤모필루스, 폐렴구균, 홍역, 유행성 이하선염, 풍진, 수두, A형 간염, 일본뇌염, 인유두종바이러스 감염증, 인플루엔자, 로타바이러스 감염증….

다 읽기는 하셨나요? 아는 병도 있지만 모르는 병도 있을 겁니다. 사실 백신 종류는 이것들뿐이 아닙니다. 여기 늘어놓은 것 말고도 더 있습니다. 더 늘어놓아봐야 당신 머리만 아프게 할 것 같아서 줄인 겁니다. 만약 파스퇴르가 백신의 개념을 만들어놓지 않았다면 어떻게 되었을까요? 우리는 저 많은 병에 언제라도 걸려서 개고생을 하든지, 죽기까지 할 수도 있었습니다. 아니, 벌써 저 병들 중 하나에 걸려 벌써 황천길을 떠났을 수도 있습니다. 얼마나 무서운 일입니까? 지금은 거의 안 보이지만 우리 어릴 땐 소아마비에 걸려서 다리를 절뚝대며 걷는 아이들이 꽤 많이 보였습니다. 결핵에 걸린 사람도 엄청 많았습니다. 아직도 폐결핵이 있다고는 하지만 걸린 사람을 거의 찾아볼 수가 없습니다. 이게 다 백신 덕분 아니겠습니까?

질문 하나 하겠습니다. 파스퇴르는 의사였을까요? 아닙니다. 그는 수학과에 입학했다가 화학을 전공했습니다. 그런 그가 어떻게

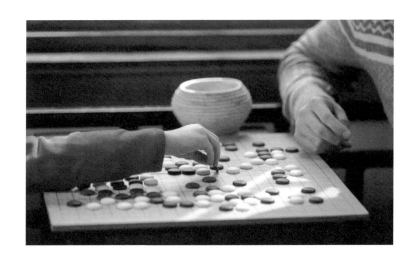

의사들은 생각도 못 한 백신의 개념을 개발했을까요?

이럴 때 생각나는 말이 있습니다.

"바둑은 훈수 두는 사람에게 더 잘 보인다!"

숲속에 들어가면 숲은 안 보이고 나무만 보이는 법입니다. 멀리서 봐야 숲이 보이지요. 파스퇴르가 워낙 뛰어난 사람이기도 했지만 이런 '바둑 훈수 효과'도 있지 않았을까 생각해봅니다. 당신도 어떤 일을 고민할 때 정작 답을 못 찾다가 그 일을 잊고 다른 걸 하다가 불현듯 답을 찾을 때가 있었을 겁니다. 똑같지는 않지만 비슷한 현상이지요.

저는 비뇨기과 의사가 아니고 흉부외과 의사입니다. 흉부외과는 주로 심장과 폐 수술하는 의사입니다. 이 말을 듣고 당신은 놀랐을 겁니다. '흉부외과 의사가 심장이나 폐 수술 안 하고 왜 포경수술을 해?' 하고 말입니다. 이에 대해선 나중에 기회가 되면 말씀드리겠습니다.

그런데 말입니다, 비뇨기과 의사 그 누구도 생각 못 한 '초박피 포경수술'을 흉부외과 의사가 어떻게 만들 수 있었을까요? 아마 조금 전에 말한, 옆에서 보면 더 잘 보이는 '바둑 훈수 효과'가 아닌가 싶습니다. 포경수술만 들입다 하고 있으면 포경수술만 보입니다. 심장 수술을 하던 저에게는 포경수술 후에 퉁퉁 부어오른 음경을 봤을 때 "피가 못 돌아서 저렇구먼!" 이것이 한눈에 보였습니다. 생각해보십시오. 심장은 온몸에 피를 보내는 펌프 아닙니까? 피의 순환 개념이 머릿속에 확실히 박혀 있는 의사에게는 왜 포경수술 후에 음경이 퉁퉁 붓는지 그 원인이 단번에 보이지 않겠습니까?

포경수술 후에도 피를 잘 돌게 하려면 어떻게 해야 하지? 이 질문을 붙잡고 연구하다 보니 결국 '초박피 포경수술'을 완성할 수 있었습니다. 그리고 많은 남성들을 포경수술의 고통으로부터 구할 수 있게 되었습니다.

당신은 이렇게 질문할 수도 있습니다.

유튜버 닥터장의 초박피 포경수술 이야기

"그렇다면 닥터 장이 파스퇴르와 동급이라는 말인가?"

제가 어떻게 파스퇴르를 쳐다볼 수나 있겠습니까? 저보고 그의 발톱에 때라고 해도 기분 나쁘지 않습니다. 저는 다만 저 같은 무명 의사에 의해서도 의학이 조금씩 발전해왔다는 것을 말씀드리고 싶었습니다.

7.

마취약이
없던 시절을
생각하며

..

*

적들과 싸우다 당신 허벅지에 화살이 깊이 박혔습니다. 이 화살은 낚싯바늘처럼 미늘이 있어서 뒤로 잡아뺄 수가 없게 되어 있습니다. 때는 옛날. 마취약 같은 건 없습니다. 당신 동료들은 그 화살을 뽑아내야 합니다. 안 그랬다간 소중한 동료를 하나 잃게 됩니다. 곧 온몸으로 염증이 퍼져 죽게 될 테니까요.

살을 벌려야 화살촉이 나옵니다. 거듭 말하지만 마취약은 없습니다. 동료 네 명이 당신 팔다리를 누릅니다. 그리고 다른 한 명이 잘 드는 칼로 화살 들어간 상처를 벌립니다. 그래야 화살촉이 나오기 때문입니다. 당신은 고통으로 비명을 지릅니다. 그래도 화살촉은 고집스럽게 나오지 않으려 합니다. 벌려진 상처 깊이 나무막대기를 집어넣어 살을 헤집습니다. 당신은 견딜 수 없는 고통에 기절하고 맙니다. 당신 동료는 땀 뻘뻘 흘리면서 드디어 화살촉을 제거합니다. 당신은 이제 살았습니다.

유튜버 닥터장의 초박피 포경수술 이야기

이거 죄송합니다. 이야기를 좀 실감나게 하기 위해서 당신의 허벅지에 화살을 박아넣었습니다. 이 이야기를 듣고 어떤 느낌이 드십니까? 소름이 돋는다고요? 생각도 하기 싫다고요? 네, 맞습니다. 저는 차라리 죽는 게 낫겠다는 생각이 듭니다. 그 고통을 어떻게 견딜 수 있겠습니까? 그런데요, 삼국지에 보면 관운장이 몸에 박힌 화살을 뽑는 동안 바둑을 두는 장면이 있습니다. 이런 말을 들을 때마다 중국 사람들 뻥은 정말이지 알아줘야 한다는 생각이 듭니다. 그건 그렇고 마취약이 없었던 그 시절 당신의 통증을 줄이면서 화살을 뽑을 수 있는 방법이 뭐가 있었을까요?

옛날에는 술을 잔뜩 먹이고 수술을 했다고 합니다. 사람은 술에 취했을 때 어디 부딪혀도 아픈 걸 잘 못 느낍니다. 다음 날 술에서 깨었을 때 부딪힌 자리가 엄청 아프긴 하지만 말입니다. 어떤 영화에서 본 듯하지 않으세요? 독한 위스키 한잔 들이켜고 마취 없이 용감하게 수술받는 장면 말입니다. 그런데 말입니다, 그게 영화니까 가능하지 실제는 많이 다를 겁니다.

정말 술을 많이 마시게 하고 마취제 없이 수술을 하면 어떻게 될까요? 저도 모르겠습니다. 그런 걸 본 적도 없고 특별한 기록도 찾지 못하겠습니다. 그렇다고 지금 그렇게 수술했다가는 가혹행위로 붙잡혀가지 않겠습니까? 그래도 맨 정신으로 마취 없이 수술받는 것보다는 술을 마시고 받는 것이 좀 낫지 않을까 싶긴 합

니다,

　인간은 언제부터 술을 마시기 시작했을까요? 엄청 오래전부터 라고 합니다. 아주 옛날에는 요즘처럼 고급 위스키는 없었겠지만 포도나 다른 과일즙이 고여 있다가 자연적으로 발효될 수 있지 않 았겠습니까? 그걸 마신 원시인이 기분이 좋아졌을 겁니다. 이걸 알고 난 뒤부터는 원시인이 직접 포도 등 과일즙을 내서 술을 만 들어 마셨을 겁니다. 예나 지금이나 술 좋아하는 사람은 어떻게 든 술을 마시는 법이니까요.

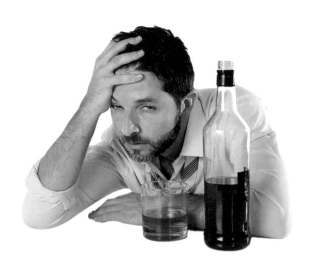

　　　　　　　　　　　　　유튜버 닥터장의 초박피 포경수술 이야기

언젠가 텔레비전에서 봤는데요, 아프리카 어떤 원주민들은 원숭이 사냥을 하는 데 술을 이용했습니다. 원숭이가 잘 다니는 곳에 술을 놓아두면 이것들이 진탕 마십니다. 그리곤 비틀거립니다. 사람하고 똑같습니다. 그 동작 빠른 원숭이가 몸을 제대로 가누지 못합니다. 참으로 가관이었습니다. 이때 원주민은 다가가 원숭이를 잡았습니다. 그 동작 빠르던 원숭이가 나무늘보보다 느렸습니다. 그걸 본 후로 한동안 술 마시기가 싫어졌습니다. 취하고 나면 누가 나를 잡아갈 것 같아서였지요.

언제 누구에게 들었는지 기억은 안 나지만 마취약 없을 때 안 아프게 수술하는 또 하나의 방법이 있습니다. 사람을 두들겨패서 기절시키고 난 뒤 수술하는 방법입니다. 네? 수술하는 도중에 기절에서 깨어나면 어떻게 하냐고요? 아, 그건 간단합니다. 또 두들겨패서 기절시키면 됩니다. 깨어나면 또 패고, 깨어나면 또 패고….

이 이야기는 별로 신빙성이 없는 것 같습니다. 이건 뭐 수술로 죽는 게 아니라 맞아 죽을 가능성이 훨씬 높아 보입니다. 그렇지 않습니까? 두들겨패서 기절시키는 마취법은 아무리 생각해봐도 사람 살리기보다는 사람 죽이겠다는 것처럼 느껴집니다.

그다음으로는 마약이 있습니다. 마약은 지금도 일반 진통제로는 안 듣는 암환자 통증에 처방하고 있습니다. 마약의 통증 치료 효과가 무척 좋기 때문이겠지요. 그리고 신체 일부분만 마취시키는 부분마취제가 있습니다. 치아 치료 받을 때 치과 의사가 사용하는 마취약이 바로 이 약입니다. 그 약 이름은 '리도카인'입니다. 여기서 '카인'이라는 말 어디서 많이 들어본 것 같지 않으세요? 네, 맞습니다. 마약 종류 중에 '코카인'이라고 있죠? 그 카인이 이 카인입니다. 그렇다고 리도카인이 마약이라는 말은 아닙니다. 다만 이 부분마취제가 그쪽에서 온 게 아닌가 하는 연상을 하게 한다는 말입니다.

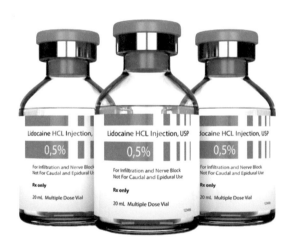

유튜버 닥터장의 초박피 포경수술 이야기

지금은 사람을 피폐하게 만드는 그 중독성 때문에 마약을 거의 모든 나라에서 철저히 금지하고 있지만 마취제가 없던 옛날에는 아주 귀중한 의료용 약제로 사용되었을 겁니다. 생각해보십시오. 인간이 제일 싫어하는 게 뭐겠습니까? 똥입니까? 아닙니다. 아픈 겁니다. 통증입니다. 당신도 분명 치아라든가 몸 어딘가 아팠던 경험이 있을 겁니다. 좋았습니까? 천만에요. 아마 다시는 그런 경험 하고 싶지 않을 겁니다. 모르긴 모르지만 당신이나 저나 안 아프게만 해준다면 마약 아니라 마약 할애비라도 빨리 놔달라고 할 겁니다.

사실 인류는 마취약 없이 오랜 세월 동안 살아왔습니다. 마취약이 없어서 의사들은 오랫동안 고민해왔고 환자들은 고통 속에서 죽어갔습니다. 아주 간단한 수술만으로도 살릴 수 있는 사람들이 마취약이 없어서 수술을 못 받고 얼마나 많이 죽어갔겠습니까?

이런 이야기를 할 때마다 머릿속에 자동적으로 떠오르는 생각이 있습니다.

"그때 안 태어나고 지금 태어나서 얼마나 다행인지 몰라!"

당연하지 않습니까? 마취 없이 쌩으로 수술받을 일 없어서 얼마나 다행입니까? 술에 진탕 취해서 수술 받을 일 없어서 얼마나 다행입니까? 술에 아무리 취한다고 해도 안 아플 리가 있겠습까? 더구나 기절할 때까지 얻어터지면서 수술받고 싶지도 않습니다. 마약은 잘 모르겠습니다만 아무래도 완전한 마취는 아닐 것 같습니다. 왜냐하면 마약으로 충분하다면 왜 마취약을 개발했겠습니까?

잠깐! 여기서 질문 하나 하겠습니다. 그 시절 사람들은 마취약 없이 수술받으면서 불행해했을까요? "나는 어쩌다 마취약이 없는 시대에 일찍 태어나 이 개고생이람" 하면서 말입니다. 모르긴 몰라도 아닐 겁니다. 그들도 아마 지금 우리가 "옛날 사람들 참 안됐다!" 얘기하는 것처럼 그 이전에 태어난 사람들을 불쌍하게 여기면서 살았을 겁니다. 왜냐하면 누구에게나 자기가 살고 있는 시대가 가장 최신이기 때문입니다.

지금으로부터 200여 년 전후로 이산화질소, 에테르, 클로로포름 등의 마취약이 연속적으로 개발되었습니다. 약 이름이 낯설 테니 굳이 외울 필요는 없습니다. 제가 말씀드리고 싶은 것은 마취약을 개발하는 과정입니다. 이들이 마취약을 발견할 때 어떻게 했는지 아십니까? 새롭고 다양한 화학약품을 일단 흡입해보는 겁니다. 그게 약이 될지 독이 될지는 그다음 일입니다. 즉, 흡입한 화공약품이 인체에 미치는 영향을 스스로 관찰하는 겁니다. 그런 과정을 통해서 마취 효과가 있는 약품을 찾아냈다고 합니다.

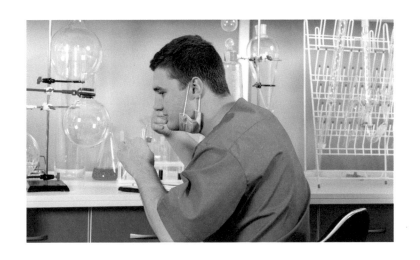

생각해보십시오. 당신은 새로운 화공약품이 인체에 어떤 영향을 미칠지 모르는데 그걸 폐 깊숙이 흡입할 수 있겠습니까? 저는 못 할 것 같습니다. 이건 뭐 완전 마루타입니다. 실험용 모르모트입니다. 이 과정에서 독성이 있는 약품을 들이마셔서 황천길 간 사람이 없었겠습니까?

『동의보감』을 쓴 우리의 위대한 허준 선생도 이와 똑같은 모험을 했다고 합니다. 약초를 찾아 들과 산으로 헤매고 다니다가 모르는 풀이 보이면 그걸 일단 먹어보는 겁니다. 그 과정에서 허준 선생은 독초를 먹게 되어 여러 번 저승 문 앞까지 다녀왔다고 합니다.

지금 당장 수술받는다 해도 우리는 하나도 안 아프게 수술을 받을 수 있습니다. 이게 다 거저 이루어진 건 아닌 것 같습니다. 누군가의 목숨을 건 노력들이 있었기에 가능해진 겁니다.

저는 생각합니다. 앞으로 100년 뒤, 200년 뒤에는 어떤 생각지도 못한 신기술들이 나와 있을까요? 그리고 지금 제가 옛사람들 측은해하듯이 그들도 우리를 가여워하겠지요.

"그때 살았던 사람들(지금 우리들) 참 안됐어!"

저는 오늘도 선배들이 목숨 잃을 위험을 감수하면서 개발해놓은 마취약을 사용해서 편안히 수술을 하고 있습니다. 수술받는 사람들도 편하기는 마찬가지입니다. 아니, 어쩌면 편안함의 끝판왕이라고도 할 수 있을 겁니다. 왜냐고요? 지금부터 제가 어떻게 마취하고 수술하는지 잘 들어보세요.

일단 먼저 잠이 들게 합니다. 어떻게 재우냐고요? 네, 수면마취약 '프로포폴'을 씁니다. 이 약 이름은 심심치 않게 매스컴에 나와서 당신도 몇 번 들어봤을 게 분명합니다. 수술실에서 사용하기에는 굉장히 편하고 좋은 마취제인데 누군가 잘못 사용해서 매스컴에 나오는 거지요.

잠이 든 걸 확인하고 난 뒤에 수술할 부위인 음경을 조금 전에 말한 리도카인으로 부분마취합니다. 왜 이렇게 하냐 하면 이 리도카인이 약간 산성이어서 주입할 때 살짝 살이 타는 듯한 통증이 있기 때문입니다. 이 통증마저 안 느끼게 하려고 먼저 재운 뒤

유튜버 닥터장의 초박피 포경수술 이야기

에 부분마취를 하는 겁니다. 이 정도면 세심하다 할 수 있지 않겠습니까? 수술이 끝날 때쯤 깨웁니다.

"일어나세요. 수술 끝났습니다."

"아! 잘 잤다!"

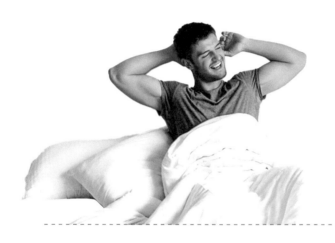

생각해보십시오. 옛날 마취약이 없던 시절에 고통 속에서 수술 받았던 사람이 이 장면을 본다면 심정이 어떻겠습니까? 저 같으면 약올라 죽었을 겁니다.

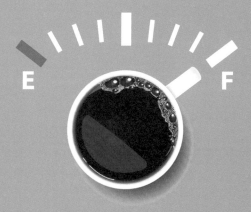

커피 한잔 ③

어느 교수님의 강의법

*

대학 다닐 때 일입니다.

어떤 교수님이 슬라이드 영상으로 강의를 했습니다. 그런데요. 그 교수님이 어떤 기막힌 발상을 했는지 아십니까? 슬라이드 중간중간에 야한 여자 사진을 끼워넣은 겁니다. 지금이야 인터넷을 조금만 뒤져도 야한 사진과 동영상을 얼마든지 감상할 수 있습니다. 하지만 그 당시에는 안 그랬습니다. 「선데이 서울」이라는 잡지에 원피스 수영복 입고 나온 여자 사진이 합법적으로 볼 수 있는 제일 야한 사진이었습니다. 그러니 그 피 끓던 젊은 나이에 얼마나 그 교수님이 보여주는 사진에 눈알이 튀어나왔겠습니까?

사진 속의 여자들은 대부분 백인이었고 가끔 흑인과 동양인도 있었습니다. 그녀들은 하나같이 몸매가 여신급이었고 실오라기 하나 걸치지 않은 모습이었습니다. 교수님은 도대체 저 사진들을 어디서 구해오는지 정말 궁금했지만 물어볼 용기는 없었습니다.

유튜버 닥터장의 초박피 포경수술 이야기

여자들은 늘 새로운 얼굴이었습니다. 교수님은 여자 사진을 2~3초 정도 보여주고 난 뒤 다음으로 넘어갔습니다. 만약 멍을 때린다든지 수업에 집중하지 않으면 그 사진을 볼 수 없었습니다. 왜냐하면 언제 여자 사진이 나올지 알 수 없었기 때문이지요.

지금은 의대에 여학생들도 많이 다니는 것 같은데 그때는 남학생들이 훨씬 많았습니다. 지금 그렇게 수업했다가는 큰일나겠지만 수십 년 전에는 사회적 분위기가 그 정도는 웃으면서 넘어갈 때였습니다.

솔직히 수업은 누구에게나 (아닌 사람도 있겠지만) 지루하잖아요? 더구나 그 수업은 정말 재미없는 과목이었습니다. 그래서 교수님이 그런 발상을 했는지도 모를 일입니다.

아무튼 교수님은 수업에 집중하지 않는다고 학생들을 야단칠 필요가 없었습니다. 저 같은 농땡이 학생도 정말 열심히 수업에 집중할 정도였으니 말입니다.

학교 졸업하고 세월이 많이 흘렀습니다. 그런데요, 저는 요즘도 텔레비전 광고를 보다가 그 교수님의 수업이 떠오를 때가 있습니다. 왜냐하면 여자하고는 아무 상관도 없어 보이는 제품을 선전하면서 예쁜 여자가 나와서 웃고 있기 때문입니다. 그런 광고를 볼 때마다 그 수업이 연상되어서 혼자 웃을 때가 있습니다.

8.

T군과 U양의
첫날밤에
무슨 일이 있었나

: :

T군이 있습니다. T군은 회사원이고 나이는 스물일곱입니다. T군에게는 사랑하는 애인 U양이 있습니다. U양은 T군보다 두 살 어립니다. T군은 잘생겼고 U양은 예쁩니다. 만약 둘이 같이 있는 모습을 당신이 직접 봤다면 정말 잘 어울리는 선남선녀라고 느꼈을 겁니다.

　T군 선배의 소개로 만난 그들은 첫눈에 반해 하루가 멀다 하고 데이트를 했습니다. 그들은 만난 지 100일을 기념하기 위해 강릉으로 2박 3일 여행을 왔습니다. 그들은 겨울 바다 백사장을 이 끝에서 저 끝까지 걸었습니다. 차가운 바람에 둘 다 코끝이 빨개졌지만 그들은 하나도 춥지 않았습니다. 생각해보십시오. 당신이라면 춥겠습니까?

　둘은 파도가 철썩거리는 풍경이 잘 보이는 창가에 앉아 저녁으로 생선회를 먹었습니다. 만약 그 둘이 마주보는 눈빛을 곁에서 봤다면 당신은 분명 추상명사인 '사랑'이 실제 있는 것처럼 물질명사로 보였을 겁니다. 저에게도 비슷한 추억이 있습니다. 살아온 날을 뒤돌아보면 그때가 제일 행복했던 시간으로 또렷이 기억 속에 남아 있고 나머지 시간들은 뿌예서 흐릿하게만 보입니다. 저한테도 그 시절이 그렇게도 좋았나 봅니다. 이 둘도 얼마나 좋겠습니까? 제가 다 질투가 납니다.

첫날밤을 같이 지낸 다음 날 아침 그들은 호텔 커피숍에 나란히 앉아 있습니다. 그런데 분위기가 조금 이상합니다. T군은 풀이 죽어서 말없이 찻잔만 내려다보고 있고 U양은 걱정스러운 눈으로 T군을 바라보고 있습니다. 분명 지난밤에 무슨 안 좋은 일이 있었던 것 같습니다. 말 안 해도 빠르지 않습니까? 첫날밤을 같이 지낸 다음 날 아침에 정말 꿈을 꾸듯 행복해야 하는 거 아닙니까? 입이 댓 발이나 나온 T군. 도대체 지난밤 무슨 일이 있었던 것일까요?

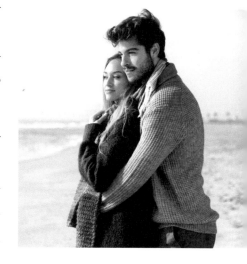

네? 이제 그만 능청 떨고 지난밤 일어났던 일을 구체적으로 말해달라고요? 죄송하지만 그건 안

되겠습니다. 만약 제가 그랬다간 이 책이 순식간에 삼류 에로 소설이 되고 맙니다. 저의 체면이 순식간에 땅바닥에 내동댕이쳐지고 맙니다. 그래서 당신의 부탁을 들어드릴 수 없는 것이니 넓은 마음으로 이해 바랍니다.

그렇지만 지난밤에 있었던 일을 전혀 말하지 않으면 제가 T군과 U양 이야기를 왜 당신에게 하는지 앞뒤를 연결시킬 수 없습니다. 할 수 없이 지난밤에 둘 사이에 무슨 일이 있었는지 말씀드리겠습니다. 그런데 말입니다. 이제부터 에로 소설 읽듯이 읽지 마시고 의학적 관점에서 읽어주셔야 합니다. 그런 의도로 이야기를 하는 것이니 그렇게 들어주시는 것이 옳지 않겠습니까?

삽입하고 얼마 지나지 않아 T군은 깜짝 놀랐습니다. 자신의 음경에 엄청난 고통을 느꼈기 때문입니다. 웬만하면 참겠는데 전혀 웬만하지 않은 통증이었습니다. 살이 찢어지는 느낌!

"잠깐만!"

T군은 분리하고 난 뒤 화장실로 달려갔습니다. 그리고 자신의 음경을 살펴봤습니다. 음경은 터질 듯이 커져 있었습니다. 그런데 문제는 포피의 좁은 부위가 귀두 바로 뒷부분을 조르고 있는 것이 보였습니다. 올가미에 목이 걸린 들짐승 같았습니다. 귀두는 피가 안 통하는지 벌겋게 부풀어 있었습니다.

"아차!"

유튜버 닥터장의 초박피 포경수술 이야기

순간 포경수술을 안 받은 것이 문제라는 걸 깨달았습니다. 이게 문제가 될 줄은 꿈에도 몰랐던 겁니다. 원래 상태로 포피를 되돌려놓아야 하는데 이미 귀두가 부풀어올라서 그게 잘 안 됩니다. 올가미가 더 조여오는 것처럼 느껴졌습니다. 통증이 그 사이에 더 심해졌습니다. 이러다 응급실 가야 하는 거 아니야? T군은 갑자기 덜컥 겁이 났습니다. 이 무슨 지랄 같은 시츄에이션? 한참 애를 써서 다행히도 귀두 목을 조르고 있던 포피를 원래 상태로 복원시켜놓을 수 있었습니다. 쉽게 말하면 까진 걸 원래대로 되돌려놨다는 말입니다(말이 저속하게 들리겠지만 상황을 이해하는 데는 도움이 될 겁니다). 그러자 통증은 감쪽같이 사라졌습니다. T군은 침대로 돌아와 U양에게 사실대로 말합니다.

"실은 내가 포경수술을 안 받았는데… 포피 입구가 좁아서…."

그날 밤 그들은 어쩔 수 없이 그냥 잤습니다. 둘 다 잠이 안 와서 눈 감고 멀리서 들려오는 파도소리만 새벽까지 들었습니다.

여기까지가 그들의 밀월여행 첫날밤에 일어났던 일의 전모입니다.

당신이 만약 T군이라면 어떻게 하겠습니까? 어떻게 하긴 뭘 어떻게 합니까? 생각할 것도 없이 당장 포경수술을 받아야지요. 그런데 말입니다. 막상 포경수술을 받으려고 하니 그게 그렇게 간단한 문제가 아니었습니다. T군도 알고 있었습니다. 이 포경수술이

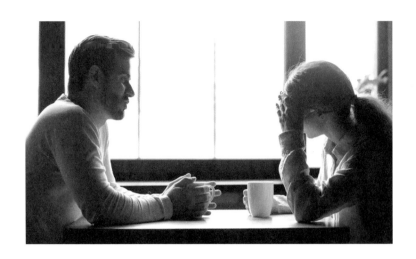

라는 것이 얼마나 사람 힘들게 하는지를 말입니다. 초등학교, 중학교, 고등학교 때 친구들 수술 받고 고생하는 걸 많이 봤거든요. 솔직히 T군이 여태 포경수술을 안 받은 이유도 친구들 고생하는 모습을 봤던 영향이 크다고 할 수 있습니다.

　T군은 고민에 빠졌습니다. 포경수술을 받긴 받아야 하는데 도저히 엄두가 나지 않았습니다. 아픈 거야 어찌저찌 참는다 하더라도 포경수술 받고 나면 짧으면 일주일, 길면 이 주일 동안 일상 업무가 힘들 텐데 직장에다 뭐라고 하느냐는 겁니다. 포경수술을 받느라 일주일 휴가를 내겠다고 하면 팀장님이 선뜻 "그렇게 하세요!" 하겠냐는 거지요.

　T군은 친하게 지내는 친구에게 전화를 걸었습니다.

"너도 포경수술 안 받았지? 혹시 너도 발기되었을 때 까지면 포피가 음경 목을 졸라서 아프니? 아니라고? 그것 참! 나는 왜 이렇지? 그래 알았다. 잘 지내."

전화를 끊은 T군은 인터넷으로 포경수술에 대해 이 병원 저 병원 알아봅니다. 그런데 다들 비슷비슷해서 딱히 여기다 싶은 곳이 없습니다. 그때 아까 전화했던 친구에게서 전화가 걸려왔습니다.

"뭐라고? 유튜브에 들어가서 '초박피 포경수술' 찾아보라고? 정말? 알았어. 고맙다."

T군은 유튜브에 얼른 들어가서 초박피 포경수술을 찾았습니다. 영상이 꽤 많이 올라와 있었습니다. 거기에 올라온 영상들을 보고 난 T군은 깜짝 놀랐습니다. 아니, 이런 게 있었어? 동영상은 수술한 의사하고 수술받은 남자가 같이 출연해서 인터뷰 형식으로 진행되고 있었습니다. 거기 나온 남자들 모두 다 정말 안 아프다는 말을 하고 있었습니다. 한두 명이면 혹시 짜고 치는 고스톱 아닌가 하겠는데 거의 스무 명 넘게 똑같은 말을 하고 있었습니다. 안 아팠고, 고생도 거의 안 했다고….

T군은 생각했습니다. '그래! 밑져야 본전이다! 어차피 받아야 할 포경수술인데 속는 셈 치고 저 수술을 받도록 하자. 동영상에 나온 남자들이 말하는 것이 사실이라면 정말 땡큐지 뭐야. U양에게도 뭔가 노력하는 모습을 보여줘야지. 이러다가 정말….'

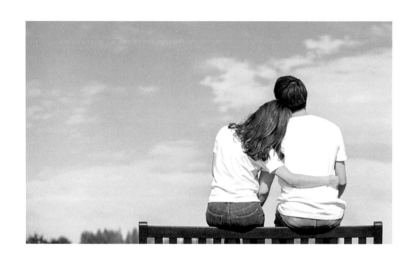

　T군은 곧바로 초박피 포경수술을 받았고 지금은 함께할 미래를 꿈꾸며 U양과 행복한 나날을 보내고 있습니다.

　네? T군이 누구냐구요? 아, 제가 진작 말씀을 못 드렸네요. T군은 가상의 인물입니다. 제가 T군을 내세운 데는 이유가 있습니다. 지금 저에게 이 수술을 받으러 오는 남자들 대부분이 20대 청년들입니다. 가만히 그들의 이야기를 들어보면 거의 T군과 비슷한 이유로 포경수술을 받는다고 합니다. 그들 이야기는 대부분 이렇습니다.

　"그동안 포경수술 안 받아도 별 불편함 모르고 지내왔다. 그런데 여자친구가 생기고 난 뒤에 포경수술 안 받은 것이 문제가 되었다. 포피 입구가 좁아서 잘 안 까지고, 설령 까진다 해도 음경 목을 졸라대는 통에 아파서 관계하는 것이 힘들었다. 포경수술을 받고 고생하던 친구들을 생각하니 엄두가 안 나서 망설이고 있었는데 우연히 '초박피 포경수술'을 알게 되었다. 잘됐다 싶어서 당장에 수술을 예약했다."

네, 조금씩 다르지만 그들이 저에게 수술받는 이유는 지금 말씀드린 내용과 비슷합니다.

제가 '초박피 포경수술'을 만든 이유는 수술 후 아파하는 초등학생의 눈물을 보았기 때문입니다. 그런데 정작 수술을 완성시키고 나니까 20대 남자들이 열광하는 겁니다. 물론 그 눈물 이후로 초등학생은 수술을 안 하고 있습니다. 초등학생 수술을 해본 지가 언제인지 이제는 기억도 가물가물합니다. 앞으로도 초등학생 수술은 하지 않을 것 같습니다. 이에 대해선 나중에 기회가 있으면 이야기하겠습니다.

사실 제가 포경수술을 해온 지는 아주 오래되었습니다. 그런데 초박피 포경수술을 하면서 알게 된 사실이 있습니다. 그건 T군처럼 성인이 되고 난 뒤에도 포피 입구가 좁아서 성행위를 하기 힘든 남자들이 많다는 것입니다. 그것도 엄청 많다는 것입니다.

만약 당신이 U양하고 같이 강릉으로 여행을 간 T군이라고 생각해보세요. 그리고 그날 밤 일을 생각해보세요. 수술을 받긴 받아야 하는데 엄두가 안 나서 고민하던 T군이 당신이라면?

이런 이유로 T군 같은 20대 청년들이 저의 초박피 포경수술을 좋아합니다.

9.

누가 인류 최초로
포경수술을
했을까

:: ::

*

누가 최초로 포경수술을 했을까? 그것도 인류 최초로. 그는 무엇 때문에 포경수술을 했을까? 그리고 어떻게 수술을 했을까? 저는 이것이 정말이지 너무 궁금합니다. 이쪽 일을 하고 있으니 제가 궁금해하는 것도 당연하지 않겠습니까?

4,000년 전 고대 이집트에서 포경수술을 했다는 기록이 있다고 합니다. 이것이 아마 포경수술에 대한 가장 오래된 기록일 겁니다. 하지만 이 기록이 4,000년 전의 고대 이집트 사람이 최초로 포경수술을 했다는 걸 뜻하진 않습니다. 그전에 누가 했으니 그도 했던 거겠지요.

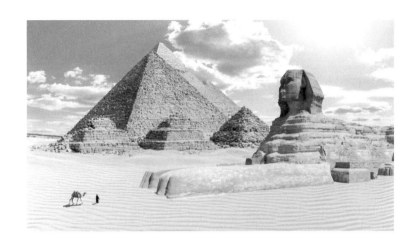

　구약성서에 이스라엘 남자아이들은 태어난 지 8일 째 되는 날 할례를 해야 한다고 적혀 있습니다(이 할례가 바로 유아 포경수술입니다). 그럼 유대인들이 최초로 포경수술을 했을까요? 그것도 아닐 겁니다. 그 위로 한없이 시간을 거슬러 올라가야 할 겁니다. 왜냐하면 이집트 4,000년 전하고 구약성서가 쓰이던 시대하고 얼추 같은 시대이기 때문입니다. 이집트에서도 포경수술을 했다 하고 가나안 땅 유대인들도 했다 하니 어느 민족이 먼저 했다고 말할 순 없는 노릇 아니겠습니까?

　인류 최초의 포경수술은 기록이 없던 시대에 시행됐을 터이니, 정확한 걸 알 도리가 없습니다. 아무리 생각해봐도 오리무중입니다. 하지만 현재의 상황을 기반으로 상상의 나래를 타고 유추해볼 수는 있지 않을까요?

누가 인류 최초로 포경수술을, 왜, 어떻게 했을까? 아마 최초의 포경수술은 앞 장에서 말한 T군 같은 상황을 응급으로 해결하기 위해서 행해졌을 것 같습니다. 그것을 포경수술이라 부를 수 있을지는 모르겠지만 말입니다.

T군은 다행히도 음경 목을 조르고 있는 포피를 손을 이용해서 원래 상태로 복원할 수 있었습니다. 그러나 그렇게 안 되는 경우가 꽤 있어서 밤중에 응급실로 가는 남자들도 많습니다. 얼마나 아프면 창피고 뭐고 응급실로 달려가겠습니까? 그냥 놔두면 피가 안 돌아서 귀두가 썩고 맙니다. 얼마나 끔찍한 일입니까? 그 과정에서 본인이 겪어야 하는 괴로움은 또 얼마나 지독하겠습니까? 지금도 그런데 옛날이라고 이런 일이 없었겠습니까? 그리고 그 옛날에 응급실 같은 것이 있기나 했겠습니까?

자, 한번 상상해볼까요? 옛날 원시 부족들이 모여 사는 마을에 어느 날 밤 갑자기 어느 집에서 남자의 비명이 들려옵니다. 그 동네 원시인들은 이게 무슨 일인가 하고 다 나와봅니다. 나와보니 큰일났습니다. 한 남자가 사타구니를 잡고 아파서 땅바닥을 뒹굽니다. 어른들이 사타구니에 횃불을 비춰봅니다. 살펴보니 귀두가 퉁퉁 부어 있고 포피가 귀두 뒤 음경 목을 조르고 있었습니다. 동네 어른들은 원인을 알게 되었습니다. 원시인이라고 그거 하나 모르겠습니까? 그들은 의논하고 결단을 내립니다.

그 시절에 수술용 메스가 어디 있겠습니까? 무딘 부엌용 식칼

유튜버 닥터장의 초박피 포경수술 이야기

도 없던 시대입니다. 하지만 그들에게도 날카롭게 갈아놓은 돌칼이나 뾰족한 뼛조각은 있었을 겁니다. 동네 장정 몇이서 그 총각 팔다리를 찍어누릅니다. 누군가가 돌칼이나 뾰족한 뼛조각으로 음경 목을 조르고 있는 포피를 자릅니다. 청년은 또 아프다고 자지러집니다. 그러나 곧 포피가 원래 상태로 돌아가고 청년의 통증은 멈춥니다. 아마 이것이 인류 최초의 포경수술이 아니었을까 싶습니다. 제가 T군 비슷한 남자들 수술을 많이 하다 보니 이런 상상을 할 수 있었습니다.

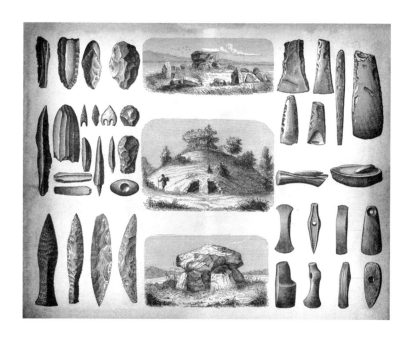

그런데 그 최초의 수술은 어떻게 했을까요? 지금 현대의 의사들이 하는 것처럼 수술을 했을까요? 그렇진 않았을 겁니다. 수술 도구가 없던 때였을 테니 말입니다.

제가 상상하는 걸 설명하기 위해서는 텔레비전에서 봤던 어떤 영상을 소개하는 것이 도움이 될 것 같습니다. 그 영상 속에는 물개가 굵은 낚싯줄에 감겨 있었습니다. 특히 목 부위에 많이 감겨 있었는데, 낚싯줄이 이미 피부를 파고들어서 붉은 살이 보였고 피가 흐르고 있었습니다. 사람이 다가가자 물개는 자기를 해치려는 줄 알고 도망가려 했습니다. 불쌍한 물개는 이미 기력이 다해서 얼마 도망도 가지 못했습니다. 동물 보호 단체에서 나온 이 사람은 물개를 안심시켜주면서 칼과 가위로 물개의 목에 감겨 살 속으로 파고든 낚싯줄들을 하나하나 잘라주었습니다. 마지막 줄을 잘라주는 장면을 볼 때는 제가 다 시원했습니다.

아마 최초의 포경수술 방법은 아마도 물개의 목에 감겨 있는 낚싯줄을 잘라주듯 했을 것입니다. 이보다 더 적당한 비유를 저는 찾지 못할 것 같습니다.

자, 인류 최초로 포경수술을 받은 우리의 원시인 남자는 그 뒤로 어떻게 되었을까요? 네, 당연한 이야기지만 다시는 그런 고통을 겪지 않게 되었습니다. 포피 입구가 넓어졌으니 다시 음경 목을 조를 일이 없었을 테니 말입니다. 이걸 본 동네 다른 총각들은 어땠을까요? 인류 최초로 포경수술을 받은 총각은 어쩔 수 없는 상황에 처했기 때문에 응급으로 수술을 받았습니다. 응급수술을 받아야 할 정도는 아니지만 그래도 관계를 할 때마다 포피가 음경 목을 졸라대서 고통스러웠던 총각들이 있었을 겁니다. 앞 장에서 말한 우리의 T군처럼 말입니다. 그래서 그들은 아마 자원해서 수술을 받았을 것 같습니다. "남자 한 번 죽지 두 번 죽나" 하면서 말입니다. 한 번 아프고 말지, 이건 뭐 관계할 때마다 지옥인 셈이니 용감하게 수술받겠다고 자원했겠지요.

좋은 건 빛의 속도로 퍼져나갑니다. 옛날 원시인들이라고 안 그랬을까요? 이웃 부족에도 그런 총각들이 있었을 거 아닙니까? 그들도 입소문을 듣고 이 수술을 받았을 겁니다. 그리고 그 이웃 부족 총각들도….

이후 오랜 세월이 지나면서 이 수술은 널리널리 퍼져나갔을 겁니다. 또 하나, 이 수술이 빨리 퍼질 수밖에 없던 이유가 있습니다. 예나 지금이나 인구수는 국력을 가늠하는 중요한 기준입니다. 아마 무기 기술이 비슷비슷했던 옛날에는 인구수가 더 중요했을 겁니다. 여기에 포경수술을 하는 부족과 안 하는 부족이 있다고 합시다. 둘은 늘 사이가 안 좋아서 틈만 나면 싸움박질하고 있는데, 포경수술을 하는 부족이 안 하는 부족보다 인구가 빨리 늘어나는 겁니다. 당연하지 않겠습니까? 성관계를 할 때마다 아파서 낑낑대는 남자들보다 성관계하는 것이 좋기만 한 남자들이 더 아이를 잘 만들지 않겠습니까? 이건 뭐야? 포경수술 안 하는 부족

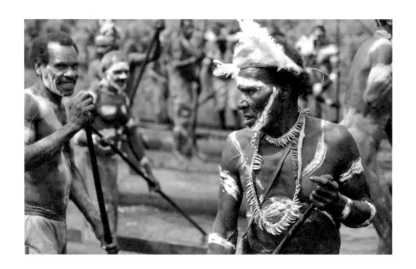

은 비밀리에 스파이를 보내서 상대 부족의 일급비밀을 알아내고
야 말았습니다.

"그렇더란 말이지. 왜 그걸 몰랐을까? 그렇다면 우리도 하자!"

아마 이런 이유로 해서 이 수술은 빨리 그리고 널리 퍼져나갔
을 겁니다.

앞에서 말한 인류 최초의 포경수술 방법으로 수술하자고 주장
하는 의사들이 요즘도 있습니다. 이 의사들의 주장에도 일리는 있
습니다. 왜 쓸데없이 사람들에게 고통을 주면서 음경 포피를 다
잘라내느냐는 겁니다. 귀두 목을 조르고 있는 포피의 좁아진 부
분만 터주면 되는 거 아니냐는 겁니다. 맞는 말 같지 않습니까?

저도 그들의 주장에 동의합니다.

그런데 말입니다. 그렇게 수술을 해놓고 보니까 이게 모양이 영 말이 아니라는 겁니다. 포피가 닭벼슬처럼 축 늘어져 있어서 아무리 섹시하게 보려고 해도 그렇게 잘 안 된다는 겁니다. 그리고 닭벼슬처럼 늘어진 포피에 자꾸 소변이 묻고 때가 끼어서 위생이 영 말이 아니게 되었습니다. '에라! 한번 칼 댄 김에 깔끔하게 정리하자. 그게 훨씬 낫다.' 대부분의 의사들은 그렇게 생각했습니다. 그 결과 최초의 포경수술 방법으로 하자던 주장은 소수 의견으로 묻히게 되었습니다.

언제부터 지금의 포경수술, 즉 여분의 포피를 깔끔하게 잘라내고 꿰매는 방식으로 수술하게 되었는지는 잘 모르겠습니다. 100년? 200년? 아마 그보다 훨씬 오래되었을 겁니다. 앞에서 제가 만든 '초박피 포경수술'이 얼마나 안 아픈지, 왜 안 아픈지 여러 차례 설명을 했습니다. 그래서 그 이야기는 더 안 하겠습니다. 다만 너무 아프니까 포피의 귀두 목을 조르는 부분만 터주자는 주장과, 수술하는 김에 깔끔하게 정리하는 게 낫다는 주장을 다 만족시켜 줄 수 있는 것이, 바로 안 아프면서도 깔끔하게 정리해주는 '초박피 포경수술'이라는 걸 말씀드리고 싶었습니다.

10.

스메그마
smegma

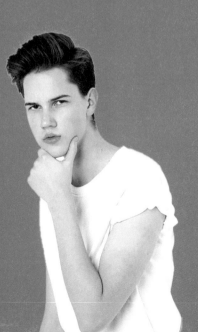

＊

이 글을 쓸까 말까 한참 망설였습니다. '이런 이야기까지 해야 하나?' 하고 말입니다. 제가 아무리 이 책에서 포경수술의 이모저모에 대해 이야기하고 있지만 분명 누군가에게는 혐오스럽게 느껴질 수도 있는 내용이기 때문입니다. 그렇다 하더라도 당신이 책을 여기까지 읽으셨다면 분명 포경수술에 대해 알고 싶은 것들이 있어서일 겁니다. 그렇다면 이 장도 읽어주시기 바랍니다.

사람은 남들이 어떻게 사는지 제일 궁금해한다고 합니다. 이 이야기에도 남들 사는 모습이 담겨 있습니다.

상상해보세요. 어느 날 BTS처럼 깔끔한 외모의 청년이 포경수술을 받으러 왔습니다. 저는 수술을 시작합니다. 포경수술을 하려면 당연히 귀두를 덮고 있는 포피를 뒤로 젖혀야 합니다. 쉽게 말해서 '까야' 합니다. 그런데요, 깠더니만 귀두와 포피 사이에 희누런 때가 덕지덕지 끼어 있습니다. 역한 악취가 수술실에 진동합니다. 태어나서 수술받는 날까지 한번도 그 부위를 씻어보지 않은 것이 분명합니다. 당신이 저라고 해도 정말 당혹스럽지 않겠습니까? 당신이라면 어떤 표정을 지을 것 같습니까? 의사니까 당연히 참아야 한다고요? 맞습니다. 참을 것도 없습니다. 왜냐? 너무 자주 봐왔기 때문입니다. 하지만 저도 모르게 살짝 얼굴을 찡그리긴 하는 것 같습니다.

여기서 말한 귀두와 포피 사이의 희누런 때가 바로 스메그마입니다. 스메그마는 의학 용어이고 알기 쉬운 생활 용어로 번역하면 '좆밥'입니다. 책에다 이런 비어(卑語)를 써도 되는지 모르겠습니다만, 이보다 당신을 확실히 이해시킬 수 있는 단어를 찾지 못하겠습니다.

그런데 말입니다. 제가 정말 당혹스러워하는 이유는 따로 있습니다. 생각해보세요. 흐르는 맑은 물에 금방 씻은 사과처럼 말끔한 청년의 외모와, 귀두를 깠더니 드러나는 악취 나는 스메그마는 도저히 매칭이 안 되더라는 겁니다.

왜 안 씻고 살았는지 무척 궁금하기도 했습니다. 옛날처럼 샤워 시설이 없는 것도 아닌데 말입니다. 그런데 막상 "왜 그동안 귀두를 씻지 않았어요?"라고 물어보기란 쉽지 않습니다. 그런 질문을 했다가 수치심을 느끼면 어떡하나 하는 우려 때문입니다. 예를 하나 들어볼까요? 만약 당신이 어떤 여자를 소개받았습니다. 처음 만난 자린데 그만 당신 이 사이에 빨간 고춧가루가 끼어 있는 걸 몰랐습니다. 그 여자가 당신에게 "이 사이에 고춧가루가 끼었네요"라고 말해주면 기분이 어떨까요? 솔직히 말해줬으니 고맙다는 마음이 들까요? 아니면 너무 창피해서 자리를 뜨고 싶은 마음이 들까요? 예가 좀 지나친 건 압니다만 음경이 왜 이렇게 지저분하냐고 묻는다면 창피한 느낌이 왜 안 들겠습니까?

그런데 가만히 생각해보니 '의사가 수술받는 사람에게 물어보는 건데 뭐 어때?' 하는 마음이 들었습니다. 어떤 병의 증상은 아니지만 이런 현상이 왜 생기는지 의사가 물어보는 건 일반인이 물어보는 것과 다르지 않겠습니까?

까진 귀두와 거기에 달라붙은 지저분한 스메그마를 보여주면서 조심스럽게 질문을 했습니다.

"왜 이 부분은 씻지 않았나요?"

"거기가 그런지 몰랐어요!"

그럴 리가 있나 싶어서 다시 물어봤습니다.

"그동안 귀두를 한번도 까보지 않았다는 말인가요?"

유튜버 닥터장의 초박피 포경수술 이야기

"네. 까려고 하면 아파서요."

몇 사람에게 물어봐도 거의 같은 대답을 했습니다. 아! 그렇구나! 그때야 깨달았습니다. 성인이 되어서도 귀두를 한번도 안 까본 남자들이 있다는 사실을 처음 알았던 겁니다. 남의 팬티 속 일을 어떻게 알겠습니까마는 그래도 포경수술을 해온 의사인데 그걸 여태 모르고 있었던 겁니다.

말이 나온 김에 더 물어봤습니다.

"왜 여태 포경수술을 안 받았나요?"

"딱히 불편하지 않아서요."

"그럼 왜 이번에 수술받는 건가요?"

"여자친구가 생겨서요."

십중팔구가 여자친구가 생겨서 받는 거라고 대답을 합니다. 이

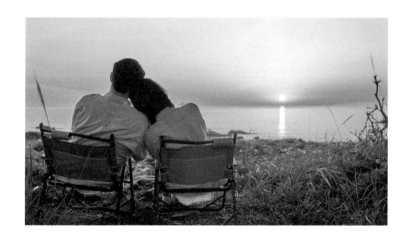

것도 처음 알게 된 사실입니다. 여자친구가 생긴 것이, 성인이 되고 난 뒤 포경수술을 받는 가장 큰 이유라는 걸 말입니다.

내친 김에 더 질문을 했습니다.

"초박피 포경수술이 안 아프다는 걸 알고 수술을 받으러 온 거 잖아요? 혹시 초박피 포경수술을 몰랐어도 수술을 받았을까요?"

"아프고 고생할 거 생각하면 그냥 포경수술은 못 받았을 것 같아요. 받긴 받아야 하지만…"

거의 대부분이 이와 비슷한 이유로 저에게 포경수술을 받으러 옵니다. 미용 수술처럼 하면 좋고 안 해도 그만인 것이 아니라 그들은 꼭 받아야만 하는 절박한 이유로 수술을 받는 것입니다. 생각해보십시오. 당신이 그들 입장이라 하더라도 수술을 받아야 하지 않겠습니까?

저에게 수술받은 바로 그날부터 죽을 때까지 그들에게 스메그마란 없을 겁니다. 샤워할 때마다 그 부위도 깔끔하게 씻을 테니까 말입니다. 말 그대로 '속까지 깨끗한 남자'로 살아가는 거지요.

저는 여기서 깨닫게 되었습니다. 제가 개발한 '초박피 포경수술'의 진짜 의미를 말입니다. 그 청년의 말처럼 포경수술을 꼭 받긴 받아야 하는데 고생할 생각을 하니 엄두가 안 나는 남자들이 어디 한두 사람이겠습니까? 지금까지는 남자들이 엄두를 못 내던 포경수술을 가벼운 마음으로 받을 수 있는 수술로 진화시킨 것이 바로 '초박피 포경수술'인 것입니다.

저에게 이 수술을 받은 남자들은 수술 다음 날부터 일상생활을 하는 데 전혀 지장이 없었다고 합니다. 너무 아무렇지 않아서 스스로 놀란다고 합니다. "나 포경수술 받은 사람 맞아?" 스스로 물어보면서 혼자 웃는다고 합니다.

지금까지 그랬듯이 앞으로도 많은 남자들이 저에게 수술을 받으러 올 겁니다. '초박피 포경수술'은 그들의 고민을 해결해줄 최상의 수술법이니까요. 수술받고 난 뒤 그들의 얼굴에 나타나는 공통된 표정이 있습니다. 그건 남자로서 큰 숙제를 해치워버렸다는 후련한 표정입니다.

아직도 얼마나 많은 남자들이 자기 속에 스메그마를 담고서 살아가고 있을까요?

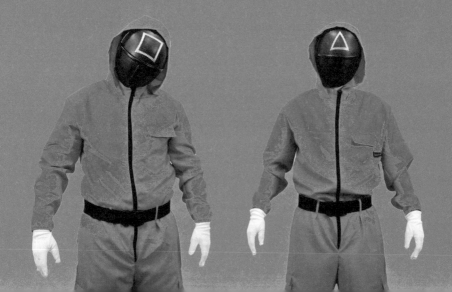

11.

오징어 게임

*

"당신에게 손바닥만 한 랩을 드리겠습니다. 음식 배달 주문하면 국물 쏟아지지 말라고 그릇을 칭칭 싸매는 바로 그 랩 말입니다. 그 랩에는 굵고 가는 머리카락이 스무 개쯤 어지러이 달라붙어 있습니다. 그리고 당신에게 핀셋과 수술용 메스를 드리겠습니다. 그것을 이용해서 랩에서 머리카락을 분리하십시오. 분리하다 머리카락이 끊어지면 탈락입니다. 랩이 찢어져도 탈락입니다. 주어진 시간 내에 랩을 다 분리하지 못해도 탈락입니다."

얼마 전에 세계적으로 인기를 끌었던 「오징어 게임」이라는 한국 드라마가 있었습니다. 당신도 물론 봤겠지요? 발상이 참신해서 저도 아주 재미있게 봤습니다. '초박피 포경수술'을 하다 보면 제가 하고 있는 수술과 오징어 게임이 어딘지 모르게 닮았다는 생각이 문득문득 들곤 합니다. 여기서 랩은 분리해야 할 피부이고, 랩에

달라붙은 머리카락들은 보호해야 할 혈관들입니다. 이것들을 분리하는 것이 초박피 포경수술입니다. 상상이 되시나요? 완전히 똑같진 않지만 이보다 더 적당한 비유를 찾지 못하겠습니다.

드라마 「오징어 게임」에서는 몰입과 긴장을 최대한 끌어올리기 위해서 탈락이 곧 죽음을 의미하는 것으로 설정했습니다. '저거 너무 심한 거 아냐?' 하면서도 바로 그 몰입과 긴장감 때문에 끝까지 재미있게 봤던 것 같습니다.

제가 만약 수술에 실패하여 탈락한다면 무엇을 의미할까요? 네, 맞습니다. 수술받는 남자에게 한동안의 엄청난 통증과 고생을 안겨주게 됩니다. 그래서 저는 수술할 때마다 「오징어 게임」에서 달고나를 필사적으로 떼어내던 이정재보다 더 집중해서 포피와 혈관을 분리해냅니다. 「오징어 게임」은 드라마이고 저의 수술은 현실이기 때문입니다.

한 시간 반 동안의 인내와 집중!

그러면 왜 다른 의사들처럼 예전의 포경수술을 하지 않고 저만 개고생하면서 초박피 포경수술을 하는 걸까요? 기존의 포경수술은 30분이면 끝납니다. 그리 힘든 수술이 아닙니다. 의사들은 아주 오랫동안 그렇게 수술해왔습니다. 선배 의사들이 그렇게 해왔고 그렇게 하라고 가르쳐주었습니다. 포경수술을 그렇게 한다고 해서 누구도 뭐라고 하지 않았습니다. 수술받은 남자들은 아파서 한동안 고생해도 "이 수술이 원래 그런 거지 뭐" 하면서 당연하게 받아들입니다. 아픈 만큼 성숙해지는 거라고 스스로를 위로하면서 말입니다.

제가 왜 기존의 포경수술을 마다하고 한 시간 반 동안 고생고생하면서 초박피 포경수술을 하게 되었는지 그 사연은 이미 말씀드렸습니다. 어쨌든, 저는 저만의 '오징어 게임'에서 최종 승자가 되었습니다. 혼자서 하는 게임에서 최종 승자라는 말은 어울리지 않는 것 같다고요? 네, 맞습니다. 하지만 이 초박피 포경수술을 완성시키는 과정에서 수많은 탈락 위기가 있었지만 그걸 다 극복해냈으니 최종 승자라는 말이 완전히 틀린 것도 아닌 것 같습니다.

「오징어 게임」이라는 드라마는 생존경쟁이라는 삶의 비정한 단면을 그렸습니다. 저의 게임은 다릅니다. 무명의 개업의사가 어쩌면 포경수술을 받고 고생하는 수많은 남성들을 구할 수 있을지도 모른다는 실낱같은 희망을 부여잡고 고군분투한 게임이었습니다.

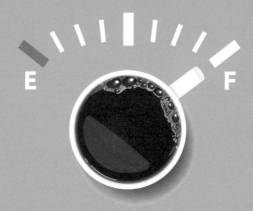

커피 한잔 ④

여자 허리는 왜 가늘어졌을까

*

질문 하나 하겠습니다.

"가는 허리를 가진 여자가 좋으세요? 아니면 굵은 허리를 가진 여자가 좋으세요?"

이게 질문이냐고요? 당연히 날씬한 여자가 좋다고요? 네? 질문하는 본인은 뚱뚱한 여자가 더 좋냐고요? 아! 아닙니다. 저도 물론 날씬한 여자가 훨씬 더 좋습니다. 그러면 다른 질문을 하나 더 하겠습니다.

"왜 남자들이 날씬한 여자를 더 좋아하는지 아세요?"

네? 이것도 질문 같지 않다고요? '안 먹으면 왜 배가 고프냐?', '안 자면 왜 졸리냐?' 이런 질문 같다고요? 사람 놀리는 거냐고요?

아닙니다. 제가 왜 쓸데없이 당신을 놀리겠습니까. 저는 다만 그 너무 뻔해 보이는 것 뒤에 어떤 이유가 있는지 같이 이야기를 하고 싶었습니다.

　　　　　　　　　　유튜버 닥터장의 초박피 포경수술 이야기

"어떻게 물고기는 물속에서 헤엄을 치지?"

다들 "물고기가 물에서 헤엄치지, 땅 위에서 헤엄칩니까?" 할 때 누군가 한 이 뻔한 질문 덕분에 잠수함이 발명되었지요.

"새들은 어떻게 하늘을 나는 걸까?"

이 뻔한 질문 덕에 비행기가 발명되었습니다. 이런 식으로 얘기한다면 세상에 나와 있는 모든 것들이 누군가의 뻔한 질문 덕분에 만들어진 건 아닌가 하는 생각까지 듭니다.

다시 원래의 이야기로 돌아가겠습니다. 우리 인간의 사촌 격인 침팬지 암컷의 허리는 어떨까요? 우리 인간 여자들처럼 예쁜 허리선을 가진 암컷 침팬지를 본 적 있으세요? 저도 없습니다. 대부분의 암컷 침팬지는 엉덩이보다 허리가 굵고, 배는 좀 나와 있습니다. 어디까지가 허리고 어디서부터 엉덩이인지 구분이 잘 안 갑니다.

그러면 왜 인간 여자의 허리만 이렇게 잘록하니 우리 남자들이 보기에 아주 예쁘게 진화했을까요? 이 질문에 대답하려면 먼저 다윈의 진화론 중 '성 선택설'과 수컷 공작새의 너무 긴 꼬리 이야기를 해야 합니다.

다윈의 '성 선택설'은 말이 어렵지 뜻은 간단합니다. 이 말을 풀어보겠습니다. '이성이 **선택**한 쪽으로 진화해왔다는 **설**.'

이 말을 설명하는 데 공작새 꼬리만큼 확 와닿는 예가 없습니다. 수컷 공작새의 너무 긴 꼬리 이야기를 하겠습니다. 애초에 수 컷 공작새 꼬리는 지금처럼 길고 화려하지 않았습니다. 그런데 암 컷들이 꼬리가 상대적으로 길고 화려한 수컷들에게만 환장하는 겁니다. 지금의 BTS는 저리가라입니다. 암컷들이 왜 그랬는지 알 수 없지만 아마도 꼬리가 길고 화려한 수컷이 더 건강해 보였나 봅니다. 암컷들이 꼬리 긴 수컷에게만 단체로 들이댈 때 꼬리 짧 은 수컷은 심정이 어땠겠습니까? 아마도 세상에서 가장 서러운 목 소리로 슬픈 노래를 불렀을 겁니다. 제가 총각 때 실연당해서 이 불 뒤집어쓰고 울었던 일이 왜 이 대목에서 기억나는지 모르겠습 니다.

어쨌든 승자 독식, 아니, '긴 꼬리 독식'이다 보니 긴 꼬리 새끼 들이 많이 태어났겠지요. 아빠 키가 크면 아들들 키도 대부분 크 니까요. 우리의 불쌍한 짧은 꼬리는? 네, 들리는 말로는 데이트 한 번 못 해보고 장가도 못 가보고 죽었다고 하네요. 정말 불쌍하지 않습니까?

자, 다음 세대, 즉 긴 꼬리 아빠의 긴 꼬리 새끼들은 어떻게 되 었을까요. 아빠 세대랑 똑같은 일이 벌어집니다. 무슨 말이냐? 키 큰 아빠의 키 큰 아들들도 키가 똑같진 않잖아요. 암컷들이 또 그 중에 상대적으로 긴 꼬리에게만 단체로 들이대는 겁니다.

이런 식으로 수없이 세대를 거듭하다 보면 어떻게 되겠습니까?

유튜버 닥터장의 초박피 포경수술 이야기

수컷 공작새의 꼬리는 계속 길어질 수밖에 없겠지요. 이것이 너무 긴 수컷 공작새 꼬리 날개의 비밀입니다.

　여자의 허리를 여기에 대입해보겠습니다. 애초에 여자 허리는 지금처럼 가늘지 않았을 겁니다. 어떻게 아냐고요? 우리의 사촌 침팬지 암컷을 보세요. 우리 인간 여자들은 오랜 세월 가느다란 허리를 진화시켜왔고 침팬지 암컷들은 "이대로도 좋다!" 하며 그 냥 변화 없이 오랜 세월 지내왔으니까요.

　그러면 어떤 이유로 여자들 허리가 잘록하게 진화해왔는지 알 아볼까요? 아득한 먼 옛날 언제부턴가 태초의 남자들이 허리가 상대적으로 푸짐하지 않은 여자들을 좋아하게 되었습니다. 남자 들이 상대적으로 허리둘레가 작은 여자에게만 단체로 환장하게 됐다는 말입니다. 남자들이 그러는 데는 이유가 있었습니다. 이 미 임신한 여자에게는 아무리 들이대봐도 자기 씨는 뿌리를 못 내 립니다. 이것을 알게 된 남자들은 임신하지 않은 여자를 더 좋아 하게 됩니다. 그런데 가만 보니까 임신한 여자들은 배가 나오더란 겁니다. 허리도 두꺼워지고요. 아하! 남자들은 허리 가는 여자가 임신하지 않았을 가능성이 높다는 걸 단박에 알게 됩니다. 그 후 로 남자들은 허리가 덜 푸짐한 여자에게만 들이대게 됩니다.

　거기서 나온 딸들도 엄마처럼 허리가 덜 두꺼웠을 겁니다. 이것 이 세대를 거듭하면서 수없이 반복됩니다. 만약 이 과정이 동영상으로 남아 있다면, 그리고 초고속으로 필름을 돌린다면 푸짐했던 여자 허리가 찜찜 가늘어져가는 과정을 볼 수 있을 텐데요. 어쨌든 당신이나 제가 보기에 참으로 아름다운 날씬한 여자 허리가 탄생한 비밀이 여기에 있습니다.

아마 저는 오늘도 길을 가다가 날씬한 여자를 보면 그 여자의 허리에 저절로 시선이 꽂힐 겁니다. 틀림없습니다. 이것은 제가 특별히 밝히는 남자여서가 아닙니다. 그 옛날 임신하지 않은 것 같은 여자만 찾아다니던 남자들 유전자가 저보고 여자 허리를 쳐다보라고 시켜서입니다. 저는 죄가 없습니다.

12.
—

포경수술과 확대수술을
같이 하는
남자들

:: ::

＊

혹시 당신은 수술대에 올라가본 경험이 있습니까?

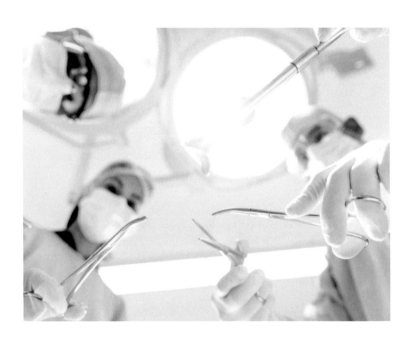

유튜버 닥터장의 초박피 포경수술 이야기

어떻던가요? 즐겁고 유쾌하던가요? 아닐 겁니다. 그건 누구나 마찬가지입니다. 정신 나간 사람만 빼고 말입니다. 피할 수만 있으면 정말 피하고 싶은 일이 수술대에 올라가는 일일 겁니다.

저에게 포경수술 받으러 오는 사람들은 꼭 필요해서 수술을 받는 사람들입니다. "사는 게 심심하니 포경수술이나 받아볼까?" 이런 마음으로 수술대에 올라가는 사람은 한 사람도 없습니다. 성관계를 할 때마다 아프다든지, 수술을 안 받고는 도저히 청결을 유지하기 힘들었다든지, 털이 자꾸 말려들어가서 늘 신경이 쓰였다든지, 아내가 등을 떠밀었다든지 다들 꼭 수술을 받아야 하는 나름의 이유가 있는 사람들입니다.

그런데요, 그중에 이런 생각을 하는 남자들이 있습니다.

"어차피 포경수술 받으러 수술대에 올라갈 거라면 올라간 김에…"

네, 맞습니다. 남자들 중에는 자기 물건이 좀 더 컸으면 하는 바람을 가슴속에 품고 살아가는 남자가 정말 많습니다. 그런 남자들은 결심합니다.

'어차피 수술대에 올라갈 거라면 올라간 김에 왜소 콤플렉스에서 벗어나보자. 평생소원이던 확대수술을 같이 해버리자. 확대수술만 받으려고 수술대에 올라갈 엄두는 안 났지만 포경수술도 받아야 하니 이참에 같이 하는 것이 좋겠다. 어차피 수술 부위도 같은 동네 아닌가? 일타쌍피지 뭐.'

제가 '초박피 포경수술'을 시작한 후로 포경수술과 확대수술을 같이 받는 남자들이 꽤 늘었습니다. 아프고 힘들까봐 엄두가 안 나서 그동안 수술을 못 받고 있었는데, 안 아픈 포경수술이 있다는 걸 알고 그들은 수술받기로 마음을 먹습니다. 그리고 포경수술 받으러 수술대에 올라갈 거라면 내친 김에 확대수술도 같이 받기로 결심하는 겁니다.

비슷한 이유로 포경수술과 정관수술을 같이 받는 남자들도 있습니다. 가끔 세 가지 수술, 즉 포경수술, 확대수술, 정관수술을 같이 받는 남자들도 있습니다.

수술 끝났을 때 그들은 결과에 무척 만족해합니다. 우선 포경수술로 지긋지긋했던 포피를 깔끔히 정리해버린 것을 후련해합니다. 게다가 음경 확대라는 평생소원을 동시에 이뤘습니다. 더군다나 초박피 포경수술이라 별로 아픈 것도 못 느끼는 겁니다. 이건 일타쌍피가 아니라 일타쓰리피입니다.

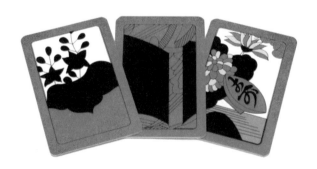

　　　　　　　　유튜버 닥터장의 초박피 포경수술 이야기

내친 김에 음경 확대수술에 대해 조금 말씀드리겠습니다. 확대수술은 사용하는 재료에 따라 몇 가지의 수술 방법이 있습니다. 그중에서 저는 본인 지방을 이용해서 하는 확대수술을 좋아합니다. 이름하여 '자가 지방 확대수술'입니다.

여기에는 이유가 있습니다. 이십 년 넘게 확대수술을 해오면서 안 해본 방법이 없습니다. 자가 진피 확대수술, 저장 진피 확대수술, 필러 확대수술, 실리콘 확대수술… 이 속에도 또 종류가 많이 있습니다. 정말 별의별 방법의 수술을 다 해봤습니다. 그 많은 수술 방법을 다 해본 저의 결론은 결국 '자가 지방 확대수술'이었습니다. 여기에는 몇 가지 중요한 이유가 있습니다.

제일 중요한 이유는 이 수술이 부작용이 거의 없다는 겁니다. 생각해보세요. 우리 몸은 이물질이 들어오면 자기도 살려고 방어를 합니다. 이 방어가 거부반응인 것입니다. 그런데요, 자기 몸 성분인 본인 지방을 이식하면 몸이 거부할 일이 없잖아요? 그래서 저는 이 방법을 좋아합니다.

수술에 문제가 생기면 수술받은 사람만 힘든 것이 아닙니다. 수술한 의사도 힘들긴 마찬가지입니다. 자가 지방이 아니라 다른 재료로 수술할 때 정말이지 별별 문제를 다 경험했습니다. 그 과정에서 얼마나 고생했는지 모릅니다. 말로 다 못할 정도입니다. 그러니 저는 당연히 문제가 안 생기는 방법을 선택할 수밖에 없지 않겠습니까?

제가 이 수술을 좋아하는 이유가 또 있는데 그것은 이 수술이 확내 효과가 좋기 때문입니다. 당연하지 않습니까? 명색이 확대수술인데 확대 효과가 좋은 수술을 해야지요. 자가 지방으로 확대를 하면 다른 어떤 재료로 하는 것보다 크게 할 수 있습니다. 그게 왜 그러냐 하면 대부분의 경우 우리 몸에는 남는 지방이 충분히 있기 때문입니다. 확대하는 데 필요한 양은 얼마든지 있다는 말입니다. 여윈 체형의 경우 지방이 부족한 경우도 있는데 그건 아주 드문 일입니다.

음경에 이식한 지방이 흡수되는 걸 걱정하는 남자들도 있습니다. 네, 맞습니다. 이식한 지방이 생착 과정 중에 일부 흡수되는 건 사실입니다. 일단 생착된 지방은 영구적으로 남게 됩니다. 그래서 저는 일단 최대한 크게 확대하고 있습니다. 더 키울 수 없을 정도로 확대를 하는 겁니다. 처음에는 너무 커서 부담스러워하기도 하고 어떤 사람은 삽입이 힘들 정도로 크다고 합니다. 하지만 어느 정도 지나서 일부 지방이 흡수되고 나면 다들 수술 결과에 만족합니다. 그리고 나중에 원할 경우를 대비해서 흡입한 지방 일부를 병원에 저장해두고 있습니다. 추가 확대를 원할 경우 한 번은 무료로 리필을 해주고 있습니다.

사실 사람들이 몰라서 그렇지 저장 진피나 필러가 지방보다 더 많이 흡수됩니다. 저는 그 사실을 경험을 통해서 잘 알고 있습니다.

이 수술의 장점은 또 있습니다. 그것은 모양이 자연스럽고 성관

유튜버 닥터장의 초박피 포경수술 이야기

계 시 이물감이 없다는 겁니다. 누가 보더라도 수술받았다는 걸 알기 힘듭니다. 그건 여자가 봤을 때도 마찬가지입니다. 그냥 이 남자 물건이 원래 크구나 생각합니다.

자가 지방을 이용한 확대수술은 이렇게 뛰어난 장점을 가지고 있습니다. 그러니 제가 좋아할 수밖에 없지 않겠습니까? 가끔 사람들이 저에게 묻곤 합니다. 그렇게 좋은 수술인데 왜 너희 '길맨'에서만 그 수술을 하고 있느냐고 말입니다(저는 길맨 남성의원 네트워크 대표 원장이고 길맨은 전국에 열두 개의 지점이 있습니다. 저희 각 지점 원장님들은 하나같이 이 수술의 베테랑들입니다). 그 이유는 간단합니다. 이 수술이 어렵기 때문입니다. 많은 노하우와 경험과 숙달된 기술이 필요합니다. 어떤 걸 할 줄 안다는 것과 **잘** 한다는 것 사이에는 엄청난 차이가 있습니다. '길맨'말고 다른 병원에서도 이 수술을 시도를 안 한 건 아닌데 결과가 별로 안 좋았던 겁니다. 그래서 다른 수술 방법을 선택할 수밖에 없었던 겁니다. 이 글을 읽고 다른 의사가 항의해도 어쩔 수 없습니다. 조금 전에 말했듯이 저도 그들이 하는 수술을 다 해봤기 때문에 이 말을 할 자격이 있다고 생각합니다.

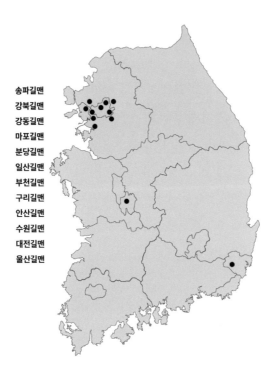

송파길맨
강북길맨
강동길맨
마포길맨
분당길맨
일산길맨
부천길맨
구리길맨
안산길맨
수원길맨
대전길맨
울산길맨

확대수술에 대해 말이 조금 길어졌습니다. 그렇다 하더라도 확대
수술에 대해 궁금해하는 남자들을 위해서 이 정도로 저의 경험
과 생각을 말씀드리는 것이 좋겠다고 생각했습니다. 도움이 되었
기를 바랍니다.

유튜버 닥터장의 초박피 포경수술 이야기

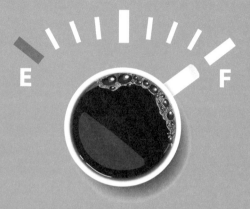

커피 한잔 ⑤

E   F

인간과 고릴라

*

"남자의 음경은 쓸데없이 너무 크게 진화했다!"

- 제프리 밀러

이게 무슨 말도 안 되는 개소리냐고요? 맞습니다. 저도 그렇게 생각합니다. 솔직히 자기 음경이 '쓸데없이 너무 크다'고 생각하는 남자가 있기나 할까 싶습니다. 많은 남자들이 왜소 콤플렉스로 스트레스를 받고 있는데 말입니다. 그렇다 하더라도 일단은 흥분을 가라앉히고 제프리 밀러가 『메이팅 마인드』라는 책에서 주장하는 얘기를 좀 더 들어볼까요?

다윈의 진화론 중에 '성 선택설'이라는 것이 있습니다. 말은 어렵습니다만 이론은 간단합니다. 앞에서도 언급했습니다만, '이성이 **선택**한 쪽으로 진화해왔다는 **설**'이 성선택설입니다.

유튜버 닥터장의 초박피 포경수술 이야기

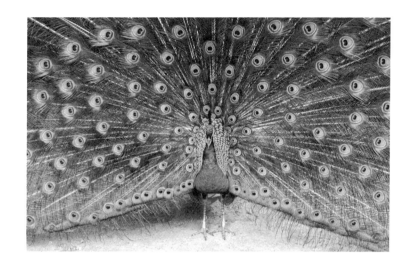

　예를 들어볼까요? 공작새 수컷 꼬리 날개가 처음에는 저렇게 크고 화려하지 않았답니다. 그런데 암컷 공작새들이 긴 꼬리 날개를 가진 수컷들을 유독 좋아했다는 겁니다. 그래서 (그 이유는 모르지만) 암컷들이 긴 꼬리 수컷에게만 단체로 들이댔다는 겁니다. 이러다 보니 참으로 불쌍하게도 짧은 꼬리 수컷들은 장가갈 기회가 없었겠지요. 장가를 못 가면 어떻게 됩니까? 네, 후세를 못 남깁니다. 이건 뭐 '승자독식'이 아니라 '긴 꼬리 독식'인 셈인 거죠. 그러면 다음 세대에는 긴 꼬리 공작 새끼들이 많이 나오지 않겠습니까? 아빠 키가 크면 그 아들들 키도 대부분 크잖아요? 마찬가집니다.

　그다음 세대에서도 아빠 세대와 똑같은 일이 벌어집니다. 키 큰 아빠의 아들들 키도 똑같진 않잖아요? 암컷들이 또 그중에 꼬리가 더 긴 수컷에게만 늘이대게 됩니다. 꼬리가 상대적으로 짧은 수컷은 불쌍하게도 또 장가를 못 갑니다. 이런 현상이 수 없이 많은 세대에 걸쳐 일어나다 보니 수컷 공작새 꼬리가 저렇게 크고 화려해졌다는 것입니다. 이것이 바로 '성 선택설'입니다.

공작의 긴 꼬리 날개처럼 크기만 하고 생존에는 하등 도움이 안 되는 예는 또 있습니다. 말코 손바닥 사슴, 큰뿔양 등의 뿔이 그 좋은 예입니다. 그 뿔이라는 것이 상대와 싸우기 위해 머리에 달고 다닌다고 하기에는 별로 날카롭지도 않고 뒤로 구부러져 있고 누가 보더라도 너무너무 무거워 보입니다.

만약 누가 그놈들에게 "야! 너는 왜 그 무거운 뿔을 머리에 이고 사는 거냐?"라고 묻는다면 그놈들은 꼭 이렇게 대답할 것 같습니다.

"그게… 무거워서 불편하고 힘들긴 한데… 암컷들이 좋아해서…"

유튜버 닥터장의 초박피 포경수술 이야기

우리 남자들의 음경은 원래 아주 작았다고 합니다. 그걸 어떻게 알 수 있을까요? 우리의 사촌인 침팬지나 고릴라의 음경 크기를 보면 인간 조상들의 음경 크기를 알 수 있지요. 우리 인간 남자들이 오랜 세월 동안 음경 크기를 진화시켜오는 동안 그들은 그 크기에 만족하고 눌러앉아 있었으니까요. 그 덩치가 산만큼 큰 고릴라 음경 길이가 5센티미터라고 하니 할 말 다한 거 아닙니까? 우리나라 남자들 음경 길이가 평균 13센티미터라고 하니 두 배 이상 커진 셈입니다.

그러면 우리 남자들의 음경은 어떻게 해서 지금의 크기로 커졌을까요? 그 시절에 음경 확대수술이 있었을 리 없잖아요? 그게 바로 '성 선택설' 때문이라는 겁니다. 우리의 선조 여자들이(할머니들이라고 불러야 하나?) 상대적으로 더 큰 음경의 남자들에게만 들이대다 보니 '큰 음경 독식'이 된 거고 그게 세대를 거듭하다 보니 지금의 남자들 음경 크기가 되었다는 겁니다.

공작새 암컷들이 더 긴 꼬리 날개를 가진 수컷들에게만 단체로 들이댔던 일을 생각하면 이해가 쉬울 겁니다.

그러면 '남자들 음경 크기가 쓸데없이 너무 커졌다'는 말은 무슨 뜻일까요? 당신은 인정하지 않겠지만 누가 뭐래도 교미의 가장 큰 목적은 임신입니다. 아니라고요? 쾌감이라고요? 에이, 그건 우리가 인간이기 때문에 하는 소리입니다. 임신이 아니라 오직 쾌감만을 위하여 교미하는 종은 인간이 유일하다고 합니다. 제 이야기를 더 들어보시기 바랍니다. 교미의 목적이 다음 세대를 낳는 것이라면 음경 크기가 지금처럼 클 필요가 없었다는 겁니다. 그런데 우리 선조 할머니들이 하도 큰 물건만을 좋아하다보니 '성 선택설'에 의하여 지금의 남자들 음경 크기가 되었다는 겁니다. 여자 임신시키는 데는 그렇게 큰 음경이 필요없는데 말입니다.

이 말이 옳다는 실제 증거를 보여드리겠습니다. 저는 음경 확대수술을 오랫동안 해왔습니다. 가끔 성인 새끼손가락 크기의 아주 왜소한 음경을 가진 남자들이 확대수술을 받으러 옵니다. 그들의 너무 작은 음경을 볼 때마다 이런 생각이 저절로 듭니다. 저 물건 크기로 임신이 가능할까? 그런데 말입니다, 그들에게 조심스럽게 물어보면 아들딸 낳고 잘 살고들 있다고 합니다. 그러니 저 책에서 말하는 대로, 남자 음경이 (임신시키는 데 필요한 크기 이상으로) 쓸데없이 커졌다는 말이 꼭 틀린 말은 아닌 것 같습니다.

앞에서 소개한 『메이팅 마인드』라는 책의 말을 이렇게 수정해야 할 것 같습니다.

"남자의 음경은 **여자를 임신시키는 데 필요한 크기 이상으로** 쓸데없이 너무 크게 진화했다. 그리고 **여자에게 성적 즐거움을 주는 데 알맞은** 크기로 진화했다."

이제 우리 인간의 8촌쯤 되는 고릴라 이야기를 좀 하겠습니다. 다 큰 수컷 고릴라는 몸무게가 거의 300킬로그램이나 된다고 합니다. 조금 전에도 언급했지만 그 고릴라 음경 길이가 5센티미터라고 하네요. 저도 고릴라의 음경을 본 적은 없습니다만 그 덩치에 참으로 초라해 보일 것 같습니다. 아놀드 슈왈츠제네거의 음경 길이가 5센티미터라고 상상해보시면 쉽게 이해가 갈 겁니다. 그런데도 고릴라 암컷들은 성생활에 불만이 없다고 하네요. 그리고 임신이 잘만 된다고 합니다.

고릴라 암컷들은 수컷의 어떤 부분을 '성 선택'했을까요? 네, 맞습니다. 암컷들은 '근육맨'을 좋아했나 봅니다. 아주 오래전부터 '근육맨' 수컷 고릴라에게만 암컷들이 들이대다 보니 세대를 거듭하면서 수컷 고릴라 근육이 저리도 우람하게 되었다는 것입니다. 암컷 고릴라들 취향이 독특한 것 같지 않나요?

이제 결론을 내리겠습니다.

인간 여자들은 **'음경 크기'**를 선

택했고, 고릴라 암컷들은 (음경 크기보다) **'근육맨'**을 선택했다!

추신: 이 글을 쓸 때 전혀 여성 비하 의도가 없었음을 알려 드립니다.

13.

—

정말
너무한다,
너무해

:: ::

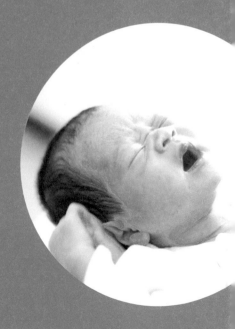

*

저에게는 대학 새내기 시절 MT와 관련된 트라우마가 있습니다. 그때 저는 MT가 무슨 초등학교 소풍인 줄 알았습니다. 당신은 초등학교에서 소풍 갈 때 어땠는지 기억나세요? 마음이 그저 설레기만 했을 겁니다. 그런데요, 그때 누구라도 저에게 MT가면 선배들이 못살게 굴 거라는 정보를 알려주었으면 좋았으련만 저에게는 그런 사람이 없었습니다. 그런 정보를 알고 있었다면 그래도 마음의 준비를 했을 텐데 말입니다.

목적지에 갔을 때 처음에는 좋았습니다. 정말 소풍 온 기분이었습니다. 그런데요, 술잔이 오가면서 한창 재미있어지려는데 선배들이 갑자기 분위기 험악하게 만드는 겁니다. 어찌나 험악했던지 저는 그때 혹시 내가 조폭에 가입했나 싶었습니다. 그러더니 우리 신입생들보고 엎드리라고 하는 겁니다. 이거 무슨 시츄에이션인가

유튜버 닥터장의 초박피 포경수술 이야기

했습니다. 선배들이 미리 준비한 몽둥이로 빠따를 때리는 겁니다. "퍽! 퍽!" 제 마음이 어땠을 거 같습니까? 그야말로 분노와 공포였습니다. 저도 맞았습니다. 어쩌겠습니까? 까라면 까야지요. 그거 아세요? 이유도 모르면서 맞는 매는 더 아픈 겁니다. 그때 저의 표정관리가 안 되었나 봅니다. 선배 하나가 저를 보며 으르렁거렸습니다.

"너 표정이 왜 그래? 선배한테 좀 맞을 수도 있는 거지, 안 그래? 이게 다 너희들을 사랑하기 때문에 때리는 거라고!"

사랑? 사랑 조금만 더 했으면 아예 패죽이겠다.

그때 저는 저를 때린 선배 얼굴 보면서 복수혈전을 다짐했습니다. 하지만 말입니다. 복수는 무슨 개코나, 그 후 공부하랴, 미팅하랴, 술 마시랴 바쁜 일상에 매몰되어 저는 어느새 선배 일을 잊어버렸습니다. 그리고 선배는 아무 일 없이 무사히 졸업했습니다.

그런데 말입니다. 나중에 제가 선배가 되었을 때 말입니다. MT 간 자리에서 그 선배와 똑같이 후배들 얼차려를 시키고 있었습니다. 제가 생각해도 참 이상한 일입니다.

제가 왜 대학 MT 이야기를 했는지 아십니까? 그때의 제 트라우마와 지금부터 말하려는 갓난아이 포경수술이 어딘가 비슷한 점이 있기 때문입니다.

한때 산부인과 병원에서는 사내아이가 태어나면 바로 그 자리에서 포경수술을 해치위버리는 것이 유행이었습니다. 지금도 그러는지는 모르겠습니다. 이건 뭐, 떡 본 김에 제사 지내기입니다. 이세상에 온 것에 대한 첫 환영행사가 갓 태어난 애 예민한 살 도려내기라?

제가 영문도 모르고 맞았던 빠따하고 닮은 구석이 있어 보이지 않습니까? 아무런 사전 정보도 없이 일방적으로 어처구니없이 당했다는 점이 닮았고, 가증스럽게도 '사랑'이라는 이름으로 저질러졌다는 점이 닮았습니다. 포경수술에 동의하면서 아이의 부모들은 이렇게 생각했을 거 아닙니까?

"아가야! 이게 다 너를 사랑해서란다."

아이가 말을 못 해서 그렇지, 그때 빠따 맞을 때의 저처럼 속으로 이런 생각을 했을지 알 게 뭡니까?

"이게 환영인사예요? 정말 너무한다, 너무해!"

미국에서 흉악범들의 공통점을 조사한 적이 있었습니다. 흉악범들 중에는 태어나자마자 부모들이 포경수술을 시킨 남자들이 많다는 내용이 그 보고서에 들어 있었습니다. 그러니까 태어나자마자 받은 포경수술의 트라우마가 그들이 나중에 커서 흉악범이 되는 데 영향을 준 것 같다는 주장인 셈입니다.

글쎄요, 이 주장은 이야기의 앞뒤가 맞아 보이긴 합니다. 하지만 어쩐지 저에게는 '믿거나 말거나'처럼 들립니다. 이 주장을 한 번 반박해보겠습니다. 모든 유태인 남자아이들은 태어나서 8일째 되는 날 할례, 즉 포경수술을 받는 전통이 있습니다. 그들의 주장이 맞다면 다른 인종보다 유태인 남자들 중에서 흉악범이 더 많이 배출되어야 합니다. 그런데요, 당신은 유태인 남자들 중에 흉악범이 많다는 이야기 들어본 적 있으세요? 저는 금시초문입니다. 그래서 저는 그들의 주장이 별로 믿기지 않습니다.

너무 일찍 시키는 포경수술 말입니다. 방금 제가 말한 '갓 태어난 아이의 인권' 문제나 '인격 형성에 부정적 영향'을 줄 수 있다는 지적도 가볍게 봐선 안 될 사안입니다. "네가 당하고 싶지 않은 일은 남에게도 하지 마라!"라고 공자님도 말씀하셨습니다. 이 수술은 급할 것이 하나도 없습니다. 아이가 커서 나중에 본인이 필요하다고 생각될 때 수술을 받게 해주면 됩니다.

그런데요, 이 너무 일찍 시키는 포경수술 말입니다. 제가 남성수술을 오랫동안 해오면서 제가 알게 된 문제점은 따로 있습니다. 그건 '너무 일찍 포경수술을 시키면 짧은 음경이 될 가능성이 많다!'는 겁니다.

성인 중에 음경의 길이가 유독 짧아 보이는 경우가 있어서 그들에게 포경수술을 언제 받았냐고 물어보면 십중팔구 어린 나이에 받았다고 대답합니다. 그들의 음경은 정말이지 부자연스럽게 짧아 보입니다. 제 느낌 그대로 표현하면 '짜리몽땅'해 보입니다. 왜 이 렇게 짧게 보이는 걸까 하는 마음에 자세히 관찰해보면 하나같이 음경 피부가 짧았습니다. 포경수술을 할 때 피부를 조금만 더 길 게 남겼으면 좋았을 텐데 하는 생각이 저절로 듭니다.

도대체 이게 왜 이럴까? 왜 어린 나이에 포경수술을 받은 남성 들 중에서 유독 짧은 음경 피부가 많을까? 물론 성인이 되어서 포 경수술을 받은 사람들 중에도 포피를 짧게 수술한 경우가 가끔 있긴 합니다. 생각을 많이 해봤습니다. 검증된 건 아니지만 제 생 각은 이렇습니다.

'어린아이의 음경은 너무 작아서 피부를 얼만큼 남겨야 할지 가 늠하기가 정말 힘들다. 그래서 피부를 너무 많이 제거할 가능성이 많다.'

아무리 생각해봐도 저는 이것이 원인이지 싶습니다. 아무튼 짜 리몽땅한 음경이 너무 이른 나이에 포경수술을 받은 남자들에게 집중되어 있는 현상은 의사들이 깊이 생각해봐야 할 것입니다.

언젠가 잘생긴 청년이 바로 이 짜리몽땅한 음경 때문에 상담받 으러 왔던 일이 기억납니다. 그 청년은 해결 방법이 없겠느냐고 물었습니다. 저는 말해줬습니다.

"몸의 다른 데서 피부를 가져다 붙이는 피부이식 방법이 있고, 음경을 음낭에 한동안 심었다가 음낭 피부로 짧은 피부를 대체하 는 방법이 있다. 둘 다 원래 피부하고는 색깔이 확연히 다르고 질

감도 달라서 수술 받고 난 뒤 후회하는 경우가 많다"라고 말해줬습니다. 웬만하면 그냥 살라고 말해줬는데 제 이야기를 듣고 실망하는 청년의 표정이 아직도 제 가슴에 남아 있습니다. 남는 피부를 제거하는 건 쉽지만 부족한 피부는 해결하기가 이렇게 어렵습니다.

사람에게 몸 어느 곳 하나 중요하지 않은 것 있겠습니까? 그중에서도 특히 음경은 남자들에게 더욱 중요한 느낌으로 다가오는 것이 사실입니다. 어떤 남자가 자기 음경을 너무 짧다고 느낀다면 그 느낌은 그 남자의 자존감에 (심하게 말하면) 치명적인 피해를 줄 수도 있습니다. 그의 부모가 너무 일찍 포경수술을 시킨 것이 원인이라고 생각해보세요. 본인이 선택한 것에 대한 결과가 아니기 때문에 더욱 견디기 힘들 수 있습니다.

이 이야기를 끝낼 때가 됐습니다. 이 글을 읽은 당신은 이제 생각이 달라졌을 겁니다. 만약 당신에게 어린 아들이 있다면, 혹은 장래의 어느 날 당신의 아들이 태어난다면 절대 당신은 너무 어릴 때 수

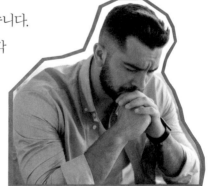

술을 시키지 않을 것입니다.

사랑하는 자기 아들이 '째리뭉땅'한 음경 때문에 평생 기죽어 살기를 바라는 부모는 아마 세상에 한 명도 없을 것입니다.

유튜버 닥터장의 초박피 포경수술 이야기

김만득 씨의
포경수술

::

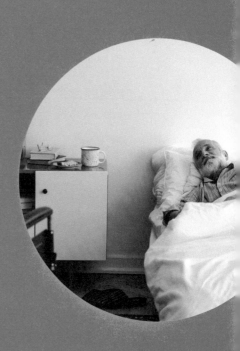

*

김만득 씨는 65세입니다. 그에게 최근에 작은 고민이 생겼습니다. 집에서 모셔오던 연로한 아버님이 도저히 감당이 안 되어서 요양원에 모시고 난 뒤부터 생긴 고민입니다. 요양원에서 잘 모시고 있는지 수시로 확인하고 있어서 아버님에 대한 걱정은 한시름 놨습니다. 다만, 마음에 걸리는 것이 하나 있는데 아버님 씻기는 일입니다. 집에서 모실 때는 김만득 씨가 직접 씻겨드렸습니다. 아버님 물건을 씻길 때는 귀두를 덮고 있는 포피를 까서 깨끗이 씻겨드렸습니다. 그 연세 되신 분 중에 포경수술 받은 분이 거의 없었던 겁니다.

김만득 씨의 고민은 바로 그 부분이었습니다. 과연 요양원 직원들이 아버님 물건을 씻길 때 자기처럼 까서 씻겨주겠냐는 겁니다. 요양원 측에 알아보니까 동남아에서 온 아줌마들이 씻기는 일을 한다고 합니다. 그러니 아버님 씻길 때 물건을 까서 씻겨달라고

유튜버 닥터장의 초박피 포경수술 이야기

부탁하는 말을 도저히 할 수가 없었습니다. "그것 참!"

사실은 김만득 씨도 포경수술을 못 받았습니다. 혼자 가만히 생각을 해보니 자기도 결국 아버님처럼 언젠가는 요양원에 들어가야 했습니다. 생각이 거기까지 미치자 "그때는 누가 내 물건을 까서 씻어줄까?" 하는 질문이 저절로 떠올랐습니다. 아무도 그렇게 해주지 않을 것 같았습니다. "그럼 지금이라도 포경수술을 받아둬야 하는 거 아니야?" 하는 생각을 하게 되었습니다. 하지만 생각만 했을 뿐이지 행동에 옮기지는 못하고 있었습니다. 포경수술을 받고 한동안 고생한다는 걸 김만득 씨도 익히 알고 있었기 때문입니다.

그러다가 우연히, 정말 우연히 유튜브를 보다가 '안 아픈 포경수술'이라는 제목이 눈에 들어왔습니다. "이건 뭐야?" 김만득 씨는 그 영상을 봤습니다. 수술 받은 사람과 수술한 의사가 나와서 인터뷰하고 있었습니다. 수술 받고 정말 안 아팠다고 합니다. "에이, 정말 그럴까?" 먼저 의심하는 마음이 들었지만 혹시나 해서 또 다른 영상을 봤습니다. 그 영상에서도 다른 사람이 하나도 안 아팠다고 합니다. 또 다른 영상에서도…. "이거 진짠가 보네!"

김만득 씨는 65세 나이에 저에게 찾아와 초박피 포경수술을 받았고, 유튜브에 나온 사람들 말이 하나도 틀리지 않았다는 걸 몸으로 직접 확인했습니다. 그 후로 김만득 씨는 '요양원 들어갔을 때 누가 자기 물건 까서 씻어줄까?' 하는 걱정은 접게 되었습니다.

저도 처음에는 김만득 씨 이야기를 듣고 "너무 나간 거 아니야?" 하고 생각했습니다. 하지만 미리 준비를 하지 않고 있다가 사딱 때를 놓치면 아예 못 할 수도 있겠구나 싶었습니다.

어쩌면 당신은 이 글을 별로 읽고 싶지 않을지도 모릅니다. 누구나 결국 언젠가 노인이 될 텐데 그 뻔한 사실이 별로 실감이 나지 않기 때문입니다. 저 역시 제가 언젠가는 결국 노인이 될 것이라는 사실이 아주 멀리 있는 남의 일같이 느껴집니다. 어쩌면 바로 이 '언젠가'라는 말 속에는 '별로 실감나지는 않는다'라는 뜻이 들어 있는 건 아닌가 싶습니다.

아주 가끔 70대 어르신들이 포경수술을 받으러 오는 경우가 있습니다. 아니 왜 그 연세에 포경수술을 굳이 받으시려 하느냐 여쭤보면 다들 너무 불편해서 수술을 받아야겠다는 겁니다.

나이가 들면 기력이 약해져서 젊을 때처럼 자주 씻기가 어렵다고 합니다. 그렇지 않아도 노인은 냄새가 나기 마련인데 포경수술 안 받아서 더 냄새가 나는 것 같다는 겁니다. 손주들이 가까이 오면 냄새 난다고 할까봐 신경이 쓰인다고도 합니다.

그리고 또 다른 이유는 음경 피부가 자꾸 짓무른다는 겁니다. 노인들 눈가 주름에 눈물이 묻어서 짓무르는 것과 똑같습니다. 음경 포피가 눈가 주름처럼 겹쳐 있으면 소변이 묻고 습기가 차서 잘 짓무릅니다. 젊을 때도 그렇긴 하지만 나이가 들면 더 잘 짓무

유튜버 닥터장의 초박피 포경수술 이야기

르게 되어 있습니다.

우리가 잘 몰라서 그렇지 얼마나 많은 노인들이 이것 때문에 힘들어할까 싶습니다. 저에게 포경수술을 받으러 오는 분들은 그중에 극히 일부이지 않겠습니까? 그분들 젊었을 때는 포경수술을 받고 싶어도 못 받았던 세대입니다. 먹고살기에도 힘들 정도로 가난했던 시절에 포경수술은 아예 꿈도 못 꿨던 거지요.

어떤 노래에 '우리는 늙어가는 것이 아니고 익어가는 겁니다'라는 가사가 있습니다. 그러면 다 익고 나면 그다음은 어떻게 되는 건가 싶습니다. 어떻게 되는 건가요?

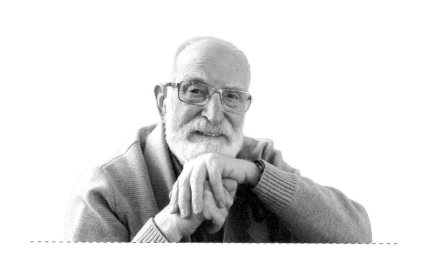

그분들을 보면서 삶의 마지막 부분을 잘 마무리하고 싶다는 생각을 합니다. 저도 나중에 벼에 똥칠을 할 수도 있는 거 아닙니까? 모르는 일입니다. 설령 그렇다 하더라도 그건 그때 일이고 지금은 이 책을 쓰는 데만 집중할까 합니다.

15.
—

양칠수 씨의
포경수술

: :
: :

＊

양칠수 씨는 43세의 평범한 가장입니다. 그에게 얼마 전부터 고민
이 생겼습니다. 말하기에도 창피한 일입니다. 젊었을 때는 안 그랬
는데 나이 들어 몸이 불기 시작하면서 생긴 고민입니다. 다른 게
아니라 털이 자꾸 음경 포피에 말려들어가는 겁니다. 그럴 때마다
양칠수 씨는 자기도 모르게 손으로 말려들어간 털을 정리하고 있
는 자신을 발견하게 됩니다. 손을 바지 속으로 집어넣어 정리할 때
도 있고, 바지 밖에서 만지작거릴 때도 있습니다.

　양칠수 씨는 이게 엄청 신경이 쓰였습니다. 문제는 때와 장소를
안 가린다는 데 있습니다. 집 거실에서 어린 딸이랑 텔레비전을
보다가도 저절로 사타구니 쪽으로 손이 갔습니다.

　"여보!"

　아내의 소프라노 고함 소리와 레이저 눈빛이 양칠수 씨에게 바
로 꽂힙니다. 순간 '아차!' 합니다.

　유튜버 닥터장의 초박피 포경수술 이야기

"미안! 손이 저절로…"

회사에서도 마찬가지입니다. 여직원이 갑자기 표정이 일그러져서 이상하다 싶을 때도 손이 어김없이 사타구니 쪽에 가 있었습니다. 또 털이 포피 속에 말려들어가서 당겨지고 있기 때문입니다. 양칠수 씨에게는 환장할 노릇입니다.

양칠수 씨는 포경수술은 안 받았지만 그 나이 될 때까지 특별히 불편한 것 모르고 살아왔습니다. 깔끔하고 부지런한 성격 탓에 매일 자기 전에 샤워를 했습니다. 어떤 때는 아침에도 샤워를 해서 하루 두 번 할 때도 있었습니다. 따라서 거기도 늘 청결한 상태를 유지할 수 있었습니다.

그런데 이게 뭡니까? 본의 아니게 집에서도 회사에서도 어느새 주책바가지가 되어버렸습니다. 생각다 못한 양칠수 씨는 어느 날 털을 면도기로 깔끔하게 밀어버렸습니다.

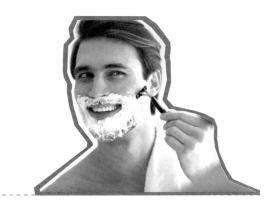

그랬더니 신기하게도 주책바가지 버릇이 사라졌습니다. 그런데 말입니다. 또 새로운 문제가 생겼습니다. 털이 자라면서 그 뾰족한 끝이 음경과 음낭을 고슴도치처럼 마구 찔러대는 거였습니다. 이번에는 다른 이유로 사타구니에 손이 갔습니다. 그러다 어느 정도 자라면 그 버릇이 멈추었는데 거기 털은 왜 그렇게 빨리 자라는지요. 두세 달 있다가 또 포피에 말려들어가는 것이었습니다. 또 아내의 소프라노 고함과 레이저 눈빛, 회사 여직원의 일그러진 표정.

근본적인 대책을 세워야겠다고 양칠수 씨는 생각했습니다. '근본적인 대책이 뭘까? 당연히 포경수술이지! 하지만 포경수술은 아프잖아! 이 나이에 사회적 체면이 있지, 엉덩이 뒤로 뺀 상태로 어기적거리면서 걸어다니라고? 말도 안 돼!' 이러지도 못하고 저러지도 못하는 양칠수 씨는 진퇴양난이 되었습니다.

그렇게 고민만 하며 지내던 어느 날, 소파에 드러누워 어김없이 한 손으로 사타구니를 긁적이며 유튜브를 보던 양칠수 씨는 갑자기 눈이 번쩍하는 것 같았습니다. '안 아픈 포경수술'이라는 제목의 영상이 두 눈에 들어왔기 때문입니다. '이건 뭐야?' 하는 마음에 그 영상을 봤는데 수술받은 남자와 수술한 의사가 인터뷰를 하고 있었습니다.

"수술받고 어땠어요?"

"하나도 안 아팠어요."

유튜버 닥터장의 초박피 포경수술 이야기

"정말요?"

"네, 정말이에요. 수술 다음 날부터 일을 했는데 전혀 불편하지 않았어요."

주로 이런 대화가 오가고 있었습니다.

"에이, 그럴 리가 있나."

양칠수 씨는 믿을 수가 없었습니다. 혹시나 하는 마음에 또 다른 영상을 봤습니다. 그 영상에 나온 남자도 앞에서 본 남자와 똑같은 말을 하고 있었습니다.

"이것들이 단체로 짜고 치는 고스톱을 하나?"

양칠수 씨는 또 다른 영상을 봤습니다. 거기 나온 남자도 똑같은 말을 합니다. 또 다른 영상도…. 양칠수 씨는 거의 열다섯 개 넘는 영상을 봤습니다. 그는 혼잣말로 이렇게 중얼거렸습니다.

"정말인가 보네!"

양칠수 씨는 얼마 전에 저에게 초박피 포경수술을 받았습니다. 나중에 물어봤는데 그는 수술 다음 날부터 출근해서 업무를 봤고 너무 아프지 않아서 속으로 놀랐다고 했습니다. 그는 이제 더는 아내의 소프라노 고함과 레이저 눈빛에 마음 고생하지 않게 되었습니다. 회사에서도 여직원의 일그러진 표정을 보지 않아도 되었습니다. 양칠수 씨는 이제 더 이상 주책바가지가 아닙니다. 그는 말 그대로 '젠틀맨'이 되었습니다.

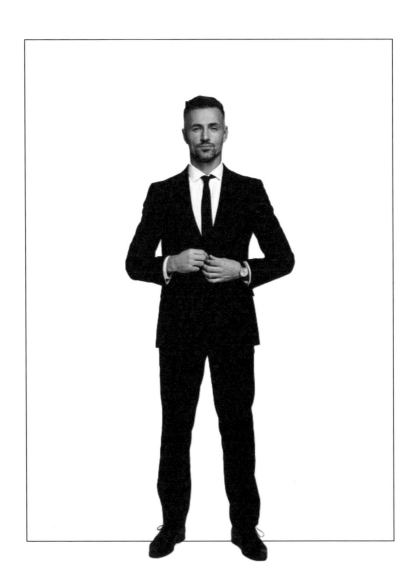

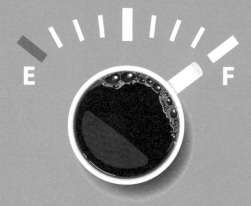

남자는 5분에 한 번씩 섹스를 생각한다

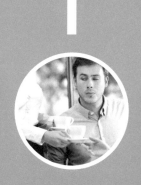

*

'남자는 5분에 한 번씩 섹스를 생각한다.'

이 말은 언젠가 골프 칠 때 같이 라운딩한 동반자가 해준 말입니다. 그는 이 말을 어떤 책에서 읽었다고 했습니다. 그때 저는 '에이 설마 그러려고! 내가 5분에 한 번씩 섹스 생각을 한다고? 내가 언제? 말 같지도 않은 소리! 나는 지금 여기서 골프 치는 내내 골프 생각만 했는데 언제 섹스 생각을 했단 말인가?'라고 속으로 생각하며 그 말을 단박에 부정했습니다. 그러면서도 제 눈은 힐끔힐끔 여성 캐디의 몸을 쳐다보고 있었습니다.

당신은 이 말, 즉 '남자는 5분에 한 번씩 섹스를 생각한다'라는 말을 어떻게 생각하세요? 저와 같은 생각 아닌가요? 사실 우리 남자들은 먹고사는 일 생각하기에도 시간이 모자라는 것이 사실이잖아요. 그렇지 않습니까? 그런데 말입니다. 만약 이 말이 사실이라면 말입니다. 남자들이란 그저 자나깨나 그 생각만 하는 저급

한 존재라는 생각이 들지 않습니까?

우리 이 말을 조금 다른 관점에서 생각해볼까요? 혹시 남자들이 이 말처럼 섹스를 엄청 좋아하게 만들어지지 않았다면 어떻게 되었을까요? 남자가 여자를 봐도 특별한 느낌이 들지 않고, 간혹 하는 섹스도 하기 싫은 숙제를 하듯 한다면 어떻게 되겠습니까? 얼마 지나지 않아 지구에 인간의 씨가 말라버리지 않겠습니까?

그러니 지구에 인류가 존속할 수 있었던 것은 결국 남자들이 원하든 원하지 않든 5분에 한 번꼴로 섹스에 대한 생각을 한 결과가 아닐까요?

물론 이 남자들의 '과잉 섹스 끌림 현상'의 부작용도 만만치 않은 것 같습니다. 하루걸러 한 번씩 터져나오는 성범죄 사건들이 바로 그 부작용의 민낯입니다. 그게 왜 그런 줄 아십니까? 애초에 남자들은 그렇게 프로그래밍이 되었기 때문입니다. 무슨 말이냐 하면 섹스에 대한 생각을 남자들 스스로 통제할 수 없다는 것입니다. 여자에 대한 그 맹목적이고 무대뽀적인 끌림이 바로 끝없이 이어지는 성범죄의 주범인 셈입니다. 이 주범은 남자들의 뇌 속 어딘가 깊숙이 숨어 있습니다. 그리고 이 주범은 끝없이 남자들에게 명령을 내립니다.

"들이대라. 들이대라. 끝없이 들이대라. 가리지 말고 들이대라."

그러면 저처럼(?) 점잖은 남자들은 섹스에 대한 끌림의 세기가 약한 걸까요? 그래서 사고를 안 치는 걸까요? 그건 아닐 겁니다. 다만 상대를 불쾌하게 하거나 피해를 주고 싶지 않아서, 혹은 사회적 체면 때문에, 혹은 물의를 일으켰을 때 가해질 사회적 보복이 두려워서 참는 것뿐입니다.

생각을 해보십시오. 만약 성에 관련된 문제를 일으켰다가 뉴스에 나오게 되면 어떻게 되겠습니까? 식구들, 친구들, 지인들 얼굴을 어떻게 보겠습니까?

저는 처음에 쓴 말을 (남자들을 위해서) 이렇게 바꾸고 싶습니다.

"남자는 5분에 한 번씩 **저절로** 섹스 생각을 하게 된다."

일부러 생각하는 것이 아니라, 저절로…

16.
—

함몰 음경의
포경수술

: :
: :

*

음경에는 두 개의 길이가 있습니다. 이게 무슨 말일까요? 조금만 생각해보면 알 수 있습니다. 즉, 음경에는 발기되었을 때의 길이와 평소의 길이가 있다는 말입니다. 이 두 개의 길이는 개인마다 다른데, 함몰 음경인 경우 둘 사이에 차이가 많이 납니다. 그도 그럴 것이 이들은 평소에 아랫배 깊숙이 함몰되어버리기 때문입니다.

우리 한번 같이 생각해볼까요? 의사들이 포경수술을 할 때, 발기되었을 때 길이를 기준으로 음경 피부를 남길까요, 아니면 평상시 길이를 기준으로 피부를 남길까요. 당연히 발기 길이를 기준으로 남깁니다. 그렇지 않고 평상시 길이를 기준으로 피부를 남기면 발기되었을 때 엄청 당기게 됩니다. 상상을 해보세요. 만약 포경수술 후에 당신 음경 피부가 부족해서 발기될 때마다 치모 있는 부위하고 음낭이 따라 올라온다면 어떻게 되겠습니까? 생각만 해도 끔찍하지 않습니까?

유튜버 닥터장의 초박피 포경수술 이야기

함몰 음경의 경우는 평소에 발기가 안 되어 있을 때 너무 많은 부분이 몸속으로 기어들어가 있습니다. 저는 수술할 때 항상 이 부분이 신경 쓰입니다. 발기되었을 때 길이를 기준으로 음경 피부를 남기면 발기 안 되었을 때 귀두가 덮이고, 발기 안 되었을 때를 기준으로 음경 피부를 남기면 발기되었을 때 피부가 모자랍니다. 어느 장단에 춤을 추어야 할까요?

여기서 당신은 이런 질문을 하고 싶어질 겁니다.

'포경수술을 해도 귀두가 덮일 거라면 수술할 필요가 없는 거 아닌가?'

당신의 생각은 맞기도 하고 틀리기도 합니다. 함몰 음경의 경우 수술을 받아도 귀두의 일부 혹은 전부가 피부에 덮입니다. 그 이유는 조금 전에 말씀드렸습니다. 하지만 덮이는 것에도 정도가 있습니다. 포경수술을 안 받으면 많이 덮이고, 수술을 받으면 덜 덮입니다. 그 차이가 크다는 것은 수술을 받아본 본인만이 압니다. 함몰 음경의 경우 그렇지 않은 남자에 비해서 청결을 유지하기가 훨씬 어렵습니다. 함몰 음경을 가진 남자들은 제가 무슨 말을 하는지 잘 알 겁니다. 수술을 받을 경우 설령 귀두 일부 혹은 전부가 피부에 덮인다 하더라도 청결을 유지하기가 훨씬 수월하다고 합니다.

그래서 저는 설령 함몰 음경이라도 수술을 받는 것이 백 배 낫

다고 생각합니다. 제가 이런 분들 수술을 많이 해봤기에 이 말씀
을 드릴 수 있는 겁니다

유튜버 닥터장의 초박피 포경수술 이야기

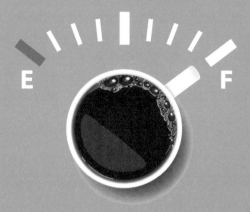

파티는 끝났습니다

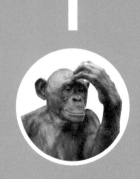

*

혹시 '보노보'라고 들어보셨나요? 아마 처음 들어봤을 겁니다. 저도 이 보노보를 알게 된 지 얼마 안 됩니다. 보노보는 아프리카 콩고 강 근처에 서식하는 작은 침팬지라고 하네요. 그런데요, 이 보노보는 침팬지하고는 외모가 좀 다릅니다. 만약 당신이 직접 보노보를 보았다면 침팬지하고 사람의 모습을 섞어놓은 것 같다는 느낌을 받았을 겁니다. 혹은, 침팬지에서 사람으로 진화하다 그만둔 것 아닌가 하는 생각이 들 수도 있습니다.

제가 대부분 사람들이 듣도 보도 못한 보노보 이야기를 꺼낸 이유는 그들의 문란한 (우리 인간 기준으로 본다면 문란해도 너무 문란한) 성생활 때문입니다. 보노보들은 말입니다. 지나가다 서로 마주치면 하는 인사가 섹스이고 흔히 하는 놀이가 섹스입니다. 여가 활동이 섹스이고 인맥 쌓기가 섹스입니다. 네 것, 내 것이 따로

유튜버 닥터장의 초박피 포경수술 이야기

없습니다. 다른 보노보들이 옆에서 지켜보든 말든 상관없습니다. 왜냐구요? 그들도 다 그렇게 하니까요. 꼴에 (그들을 깔봐서 미안하지만) 체위도 인간 못지않게 다양하게 구사한다니까요! 지금 말한 것보다 더 심한 짓거리도 서슴지 않는데, 여기서는 차마 말을 못 하겠습니다.

한마디로 이것들에게는 삶 자체가 질펀한 섹스 파티인 셈인 거죠.

이 보노보들이 노는 꼬락서니 얘기를 듣고 어떤 느낌이 드나요? 듣기에도 민망하다고요? 네, 저도 그렇습니다. 저 망할 것들이 밝히는 것도 정도가 있어야지 말이야, 정말 해도 해도 너무해서 눈 뜨고 못 봐주겠습니다.

그런데… 실례가 되는 질문인 줄 압니다만, 그리고 여기 우리 둘만 있으니 물어보는 건데, 혹시… 부럽다고 느껴지진 않나요? 당신도 저 보노보들처럼 단 한번만이라도 즐겨보고 싶지 않나요? 단 한번만이라도…. 당연히 아니겠지요. 당신은 교양인이니까요. 인간 밀종들도 그렇게까지 하지는 않을 데니 말입니다. 저 역시 꿈에도 그런 생각 해본 적 없습니다. 벼락 맞을 일이지요. 그게 사람이 할 짓입니까?

그런데 말입니다. 우리 좀 더 솔직하게 얘기할까요? 우리끼리니까 하는 말이지만 사실 저는 보노보들처럼 즐겨보고 싶습니다. 진심입니다!

무슨 개소리냐고요? 듣기 민망하다고요? 흥분하지 말고 제 이야기를 좀 더 들어주십시오. 제 가슴속에는 저 보노보 놈들이 추잡하다고 생각하는 마음과, 한편으론 그들을 부러워하는 마음이 공존하고 있습니다. 정말입니다. 가끔 제 안에서 싸우는 소리가 들릴 때가 있습니다. 점잖은 공자님하고 천하의 바람둥이 카사노바가 치고받고 싸우는 고함 소리 말입니다.

"어허! 이 금수만도 못한 놈 봤나? 카사노바야! 네가 그러고도 사람의 종자더냐?"
"공자님! 제가 제일 혐오하는 게 뭔 줄 아세요? 바로 당신의 위선입니다. 위선!"

저 보노보들하고 우리 인간의 조상이 같다는 건 알고 계시죠? 학자들에 의하면 700만 년 전에 서로 갈라졌다고 하네요. 700만 년이라… 당신은 느낌이 오나요? 저는 700만 년이라는 세월이 얼마나 긴 시간인지 전혀 실감이 안 납니다. 아무튼 그 후로 저들은 그냥 보노보로 눌러앉았고 우리 인간은 부지런히 진화해서 지금의 모습과 생각을 갖추게 되었다는 겁니다. 700만 년 전에 갈라진 사촌도 사촌인지 모르겠습니다만 그들은 우리의 사촌인 셈이지요.

그런데요, 우리 인간이 저 음탕한 것들과 가지가 막 나누어져 나올 때 말입니다. 그러니까 우리의 멀고먼 조상들 말입니다. 그들이라고 사촌인 보노보들하고 크게 달랐겠습니까? 사촌들하고 똑같이 문란한 짓거리를 했겠지요. 어떻게 아냐고요? 더 이상의 진화를 포기해버리고 여전히 섹스 파티를 즐기고 있는 보노보들을 보면 단박에 알 수 있는 거 아닙니까?

그런데 말입니다. 어쩌다가 우리 인간은 그 재미있는 섹스 파티를 포기하게 되었을까요? 아시잖아요? 재미있는 건 웬만하면 포기하기 힘들다는 걸요. 어릴 때 친구들하고 신나게 놀고 있는데 엄마가 그만 놀고 밥 먹으러 가자고 하면 더 놀고 싶었잖아요. 여기에는 단언컨대 뭔가 어쩔 수 없는 이유가 있었을 겁니다.

아쉽게도 우리의 선조들이 섹스 파티를 포기해야 했던 이유! 저는 그게 너무도 알고 싶은 겁니다. 당연하지 않습니까? 우리 선조들이 포기 안 했으면 여전히 우리도 그 광란의 파티를 즐길 수 있었을 테니까요.

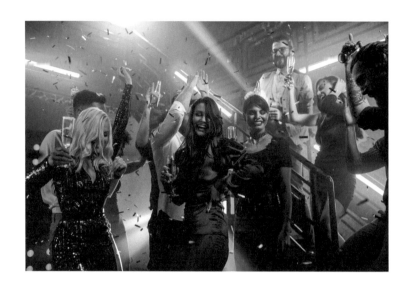

그게 뭘까요? 그 재미있는 파티를 포기하게 만든 이유, 그게 뭐라고 생각하나요? 당신은 아마 벌써 감을 잡았을지 모르겠습니다. 맞습니다. 그 파티 뒤에는 마치 술 퍼마신 다음 날 찾아오는 숙취만큼이나 반갑지 않은 손님, 즉 아이가 생긴다는 거지요.

그 아이의 아빠는 누굽니까? 아무도 모릅니다. 나도 모르고 너도 모릅니다. 아이 엄마도 모르고 아이 아빠도 모릅니다. 그 문란한 섹스 파티 속에서 생겨난 아이 아빠를 어떻게 알 수 있겠습니까? 그 먼 옛날에 유전자 검사 비슷한 것이라도 있었겠습니까?

섹스 파티의 참으로 고마운(?) 선물, 애비가 누군지도 모르는

유튜버 닥터장의 초박피 포경수술 이야기

아이가 태어나면 그 아이는 누가 키우겠습니까? 물어볼 것도 없이 여자 혼자 키워야 합니다. 요즘에야 경제적으로 능력 있는 여자들도 많아서 얼마든지 아이를 혼자 키울 수 있다고 하지만 원시 시대에 여자 혼자 아이를 키우기란 여간 어려운 일이 아니었을 겁니다. 아이 젖 줘야지, 먹을 것 구해야지, 파티에도 나가야지….

그러면 새끼를 낳은 보노보 암컷들의 상황은 어땠을까요? 그것들은 애비 없는 새끼를 낳아도 뭐 별로 힘들지 않았나 봅니다. 생각해보세요. 그것들은 나무를 잘 타기 때문에 천지사방에 널려 있는 과일과 부드러운 이파리를 손만 뻗으면 먹을 수 있었을 겁니다. 아프리카는 사시사철 기후가 따뜻하니 새끼에게 옷 같은 걸 입힐 필요도 없었을 겁니다. 수컷의 도움 없이도 새끼 하나 정도는 얼마든지 키울 수 있었을 겁니다.

반대로 우리 남자 입장에서 생각해볼까요? 동네방네 남자들 다 똑같이 즐겼는데 여자가 낳은 아이를 그 어느 남자가 자기 아이라고 생각하겠냐는 말입니다. 저라도 오리발을 내밀었을 겁니다. 이렇게 생각하는 제가 나쁜 놈인가요? 제가 독박 써야 좋은 놈인가요? 아닙니다. 당신도 저와 똑같은 마음일 겁니다.

자, 그러면 여자 입장은 어떨까요? 남자, 여자 똑같이 즐겼는데 왜 남자 배 속이 아니라 여자 배 속에만 아이가 생기는 거고 그 아이는 왜 여자가 혼자 키워야 하느냐고 신세한탄하지 않았겠습니까? 여자는 아이와 자기를 돌봐줄 남자가 정말로 절실히 필요했을 겁니다. 그때 어떤 여자가 깨달았습니다. 자기가 낳은 아이가 너무도 사랑스러웠던 여자는 본능적으로 다음 사실을 깨달았습니다. 즉, 남자도 여자와 마찬가지로 그 아이가 자기 아이라고 생각하면 그 아이를 사랑할 거라는 걸 말입니다.

그걸 깨달은 이 여자는 한 남자하고만 섹스를 합니다. 그 여자가 선택한 남자는 남달리 힘이 세고 사냥도 잘하는 남자입니다. 여자는 다른 남자가 예전처럼 들이대면 매정한 눈빛으로 물리칩니다. 여자에게 선택된 남자도 그것을 잽싸게 눈치 챕니다. 아! 저 여자가 나하고만 몸을 섞는구나. 드디어 아이가 태어났을 때 여자의 육감은 적중하고 맙니다. 남자는 아이가 예뻐서 물고 빨고 어쩔 줄 몰라 합니다. 그리고 여자도 무척 위해줍니다. 먹을 것, 입을 것 다 구해다줍니다. 여자에게 귀찮게 치근대는 놈들 다 쥐어패서 쫓아버립니다. 왜냐, 자기 아이를 돌봐주는 여자니까요.

그 여자는 현명했습니다. 재미있는 섹스 파티를 포기한 것이 아쉽기는 했지만 든든한 스폰서가 생겼으니 따져보면 훨씬 이익인 거지요. 이걸 본 이웃 여자들 마음이 어땠을까요? 배 아파 죽었을 겁니다.

유튜버 닥터장의 초박피 포경수술 이야기

"저년 봐라! 팔자 늘어졌구나. 다른 년들은 아이 돌보랴, 먹을 것 구하랴 뼈가 빠지는데 저년은 그 놈씨가 지극정성으로 위해주니까 느긋하잖아. 아이고 부러워라!"

예나 지금이나 좋아 보이는 것이 있으면 빨리 따라 합니다. 배고픈 건 참아도 배 아픈 건 못 참는 것이 사람입니다. 내가 저년보다 못한 게 뭐야? 얼굴 예쁘지, 몸매 좋지(아마 그 당시에는 집안이나 학벌은 못 내세웠겠지요. 다들 아버지가 누군지 몰랐을 테고 학교는 물론 명문대 같은 것도 없었을 테니까요). 여자들이 갑자기 너나없이 질펀한 섹스 파티를 거부하고 자기가 선택한 한 남자하고만 몸을 섞게 됩니다. 그런데 말입니다. 그런 뒤로 신기하게도 남자들이 처음 그 남자처럼 자기 여자가 낳은 아이들을 너무 예뻐합니다. 그리고 자기 아이와 그 아이의 엄마에게 너무너무 잘하게 됩니다.

이리하여 아쉽게도, 정말 아쉽게도 섹스 파티는 점점 사라져갔습니다. 여자들 스스로 섹스 파티를 거부한 거지요. 왜냐? 자기들도 살아야 하니까요! 어쩔 수 없는 선택이었습니다. 예를 들어 맨날 나이트클럽에 가서 새로운 남자들하고 노는 여자를 누가 데려가겠습니까? 요조숙녀 코스프레를 해야 누가 데려가도 데려가지요.

잘은 모르지만 그 후로도 바람피우는 여자들이 간혹 있었을 겁니다. 그런 일이 심심치 않게 뉴스에 나오잖아요? 지금도 그러는데 옛날이라고 안 그랬을까요. 하지만 만약 들키게 되면 자기 남자의 보호와 후원이 끝장난다는 걸 너무 잘 알았을 겁니다. 아마도 조마조마한 마음으로 바람을 피웠을 겁니다. 요즘 말로 길에 나앉는 신세가 될 테니까요.

몇 년 전에 우리나라에서 간통죄가 폐지되긴 했지만 그게 간통해도 된다는 뜻은 아니라고 합니다. 아무튼 금지된 섹스 파티를 즐겼다간 그 대가를 크게 치러야 합니다. 중동 어느 나라에선 간통한 여자를 동네 사람들이 빙 둘러서서 돌로 패죽이는 끔찍한 풍습이 아직도 존재한다고 합니다.

보노보 얘기는 여기까지입니다. 우리의 사촌 보노보들은 말 그대로 '꼴리는' 대로 사는 걸 선택했습니다. 그런데 우리 인간들은 오래전에 오직 한 이성하고만 섹스하는 것을 선택했습니다. 이미 말씀드렸지만 아이들을 길러야 하니까요.

그런데 말입니다. 저는 아직도 제 안에 보노보의 유전자가 꿈틀대는 것이 느껴질 때가 있습니다. 그럴 땐 기분 참 더럽습니다. 저는요, 아직도 길 가다 예쁜 여자가 지나가면 보노보의 눈빛으로 곁눈질을 합니다. 왜일까요? 제가 음흉해서입니까? 아닙니다.

유튜버 닥터장의 초박피 포경수술 이야기

제가 그렇게 하는 건 아직도 제 속에 보노보의 유전자가 남아 있기 때문입니다.

파티는 아주 오래 전에 끝났는데 말입니다.

17.
—
초박피 포경수술은
할 때마다
힘들다
: :
: :

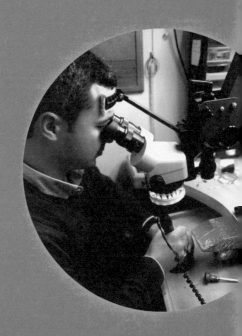

＊

저처럼 손으로 정밀한 일을 하는 직업에는 어떤 것이 있을까 생각해봤습니다. 나이는 꽤 들었지만 의사 일만 하느라 세상 경험이 부족한 탓에 딱히 생각나는 게 없습니다. 그나마 짐작한다면 보석 세공사가 아닐까 싶습니다. 평범한 돌멩이처럼 생긴 원석을 아름다운 광채를 빛내는 보석으로 탈바꿈시키는 직업이 보석 세공사 아니겠습니까? 그들은 어쩌면 저보다 더한 긴장을 유지하면서 작업을 할 것 같다는 생각이 듭니다. 조금만 잘못하면 고가의 보석을 망쳐버릴 수 있지 않겠습니까? 그건 뭐 저도 마찬가지지만 말입니다.

만약 당신이 제가 '초박피 포경수술'을 집도하고 있는 모습을 바로 옆에서 지켜본다면 어떤 느낌이 들 것 같습니까? 아마 고도로 집중하고 있는 보석 세공사를 보는 듯한 느낌이 들 겁니다. 또 이런 생각도 들 수 있습니다. '사람이 한 시간 반 동안이나 저렇게 집중하는 것이 가능한 건가?' 하는 생각 말입니다. 누구나 5분이

유튜버 닥터장의 초박피 포경수술 이야기

나 10분, 혹은 30분까지는 집중할 수 있습니다. 그러나 한 시간 반이라는 시간을 극도로 집중한다는 것은 인간의 한계를 살짝 벗어난 것입니다. 제가 이 수술을 할 때마다 힘들다고 느껴지는 건 바로 이 집중해야 하는 시간이 너무 긴 데 있습니다. 조금 심하게 말하면 저의 육체와 영혼이 불 켜진 양초처럼 조금씩 녹아가고 있다는 느낌입니다.

이 수술이 이렇게 힘들고 오랜 시간이 걸리는 이유가 있습니다. 분리해야 할 음경 피부가 랩처럼 너무 얇고, 살려야 할 혈관은 머리카락처럼 너무 가늘고, 또 이 둘이 너무 가까이 달라붙어 있기 때문입니다. 수백 년 동안 전해져온 기존의 포경수술은 간단합니다. 남는 포피를 메스나 수술용 가위로 싹둑 잘라내고 지혈을 하고 꿰매주면 됩니다.

저의 초박피 포경수술은 어떤 일이 있어도 혈관은 살리면서 음경 포피만 분리해내야 합니다. 그래야 수술 후에도 혈류가 유지됩니다. 수술 후에도 혈류가 유지되면 귀두가 붓지 않고 심한 통증을 예방할 수 있습니다. 말만 들으면 무척 간단합니다. 그러나 세상 모든 일이 그렇듯 실제 수술 과정은 지난합니다. 처음 시작할 때 세 시간 걸리던 수술을 한 시간 반으로 줄일 수 있었던 것도 돌아보면 기적처럼 느껴지기만 합니다.

저에게 "원장님! 우리 이 수술 안 하면 안 될까요?" 했던 직원, 자기도 힘들었을 겁니다. 수술하는 사람만 힘들겠습니까? 옆에서

도와주는 사람도 힘들기는 매한가지입니다.

그런데 말입니다. 어떤 일을 나만이 할 수 있다는 자부심, 또는 내가 제일 잘한다는 뿌듯한 느낌은 대단히 기분을 좋게 해줍니다. 누구나 할 수 있는 쉬운 일에서는 이런 자부심, 뿌듯함을 느끼기 힘듭니다. 어려운 일을 해냈을 때 이런 기분을 느낄 자격이 주어지는 것 같습니다. 저는 아직도 초박피 포경수술을 할 때마다 힘들다고 느낍니다. 그러나 수술을 끝내고 나면 뿌듯함이 가슴 저 밑에서 올라옵니다. 어떨 때는 피곤함마저 달콤하게 느껴집니다. 아마 잘 모르지만 아름다운 보석을 마침내 완성시킨 보석세공사도 같은 느낌일 겁니다.

그렇습니다. 저는 겉으로는 "수술이 왜 이렇게 힘든 거야?" 하며 투덜대지만 속으로는 하루하루 이 뿌듯함을 먹으며 살고 있는 것 같습니다.

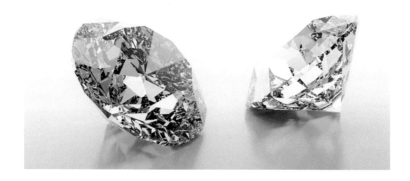

유튜버 닥터장의 초박피 포경수술 이야기

*

포경수술을 받으면 조루가 치료되느냐는 질문을 가끔 받습니다. 치아 스케일링을 받으면 금연할 수 있느냐는 질문을 받은 치과 의사처럼 저도 이 질문을 받으면 어떻게 대답을 해야 할지 몰라 머뭇거리게 됩니다. 그렇다 하더라도 포경수술을 많이 하고 있는 의사로서 이 질문에 대한 평소의 생각을 말씀드릴까 합니다.

조루 때문에 고민하는 남자들은 상상 이상으로 많습니다. 다들 말 안 하고 속으로만 끙끙 앓고 있어서 서로 모르는 것뿐입니다. 술자리에서 누군가가 삼십 분 하네, 한 시간 하네 자랑하지만 그거 대부분 뻥입니다.

아무도 확인할 수 없으니 실컷 뻥을 치고 싶지 않겠습니까? 그런데요, 이 뻥은 듣고 있는 다른 남자들을 한없이 작아지게 합니다. 자기에겐 꿈같은 소리이기 때문입니다. 정말이지 '이생망(이번 생은 망했다)'입니다.

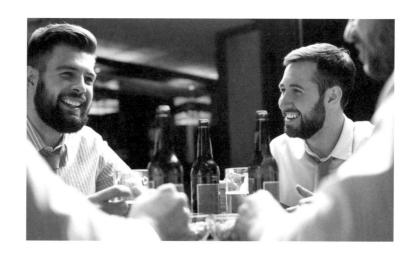

　성인 남자들 중에 에로 비디오 한두 번쯤 안 본 사람은 거의 없을 겁니다. 그런데 남자들은 그런 영상을 보면서 자기도 모르게 상처를 받게 됩니다. 거기 나오는 남자들은 정말 인간이 아닌 것처럼 느껴집니다. 사람이 어떻게 그렇게도 오래 하는지 알 수가 없습니다. 마치 외계인처럼 느껴집니다. 게다가 물건은 어찌나 큰지 부러워 죽습니다.

　또 어떤 남자들은 조루의 기준이 뭔지, 혹은 자기가 조루인지 알고 싶어 합니다. 의학적으로 정해진 조루의 기준이 있긴 합니다. 그런데 말이 어려워서 들어도 헷갈리기만 할 겁니다. 그냥 본인이 사정 조절이 잘 안되는 것 같고, 사정이 너무 빨리 되는 경우 조루라고 생각하면 거의 맞습니다.

조루를 정확하게 진단하는 의료 기계는 아직 없습니다. 다른 병을 진단할 때 촬영하는 CT나 MRI처럼 조루를 진단하는 기계는 앞으로도 나올 것 같지 않습니다. 조루가 암처럼 생명을 위협하는 병도 아니고, 몸속의 암 덩어리처럼 실제로 존재하는 뭔가가 있는 것도 아니기 때문입니다. 본인 스스로 자가진단할 수 밖에 없는 노릇입니다.

조루 치료에는 여러 방법이 나와 있습니다. 하지만 "이거다!" 하는 결정적인 치료는 아직 없는 것 같습니다. 그렇다 하더라도 현재 나와 있는 치료법들을 소개해드리겠습니다. 어쩌면 이 중에 당신에게 맞는 치료를 발견할지도 모르는 일 아니겠습니까?

우선, 먹는 약이 있습니다. 이 약은 원래 우울증에 처방하던 약이었습니다. 그런데 이 약을 복용하던 남자들이 사정이 지연된다고 하자 이걸 연구해서 조루 치료약으로 만들었습니다. 복용하면 살짝 메스꺼운 느낌이 든다는 사람들도 있습니다. 물론 효과가 있으니까 식약청에서 허가해줬겠지요. 병원에서 처방을 받고 약국에서 구입하면 됩니다.

두 번째로는 트리믹스라고 발기부전에 사용하는 주사가 있습니다. 이는 자기 스스로 음경에 주사하는 방법인데 수지침처럼 맞을 수 있게 자동 주입기가 나와 있습니다. 이 주사를 맞고 나면 한 시간 혹은 그 이상 발기가 유지됩니다. 사정을 해도 곧 바로 죽지 않고 약효가 떨어질 때까지 발기가 유지된다는 말입니다. 한 시간

유튜버 닥터장의 초박피 포경수술 이야기

정도 관계를 계속하다 보면 습관이 몸에 남아 조루가 호전됩니다. 이 치료는 발기부전과 조루가 같이 있는 남자들에게는 말 그대로 신의 선물입니다. 알게 모르게 꽤 많은 남자들이 이 트리믹스를 사용하고 있는데 그들에게 왜 꾸준히 사용하냐고 물어보면 여자들이 좋아해서라고 대답합니다.

세 번째로는 음경 배부 신경 차단술이라는 수술 방법이 있습니다. 신경을 차단해서 귀두를 무디게 해주는 방법입니다. 확실히 많은 남자들이 효과를 보는데, 효과를 못 보는 남자들도 있습니다. 어떤 사람이 효과를 못 보는지 정확히 몰라서 지금은 조금씩 사라져가고 있습니다.

어떤 사람은 요도 입구 바로 밑에 있는 음경 소대가 민감해서 사정이 빠른 것 같다고 합니다. 이런 경우에 음경 소대를 절제하는 수술을 합니다. 효과가 어떤지는 잘 모르겠습니다.

또 귀두 확대수술을 하면 귀두가 어느 정도 둔감해져서 조루에 효과가 있다고 하는 의사들도 있습니다. 수술 받고 효과를 봤다는 사람도 있고 못 봤다는 사람도 있습니다.

그 외 나름대로의 민간요법은 너무 많아서 생략하도록 하겠습니다. 혹시 당신도 당신만의 필살기를 가지고 있는 건 아닌가요? 궁금합니다.

처음으로 돌아가서, 포경수술을 받으면 조루가 호전되는지에 대해서 말씀드리겠습니다. 결론을 먼저 말씀드리면, 포경수술을 받고 나서 조루가 호전되었다는 보고는 없습니다. 다만, 포경수술을 안 받으면 (기언 포경민 빼고) 늘 귀두가 포피에 싸여 있게 됩니다. 이런 사람들은 샤워할 때 물만 닿아도 저릿저릿할 정도로 예민한 상태의 귀두를 가지고 있습니다. 이런 경우 뭐 물어볼 것도 없이 조루일 겁니다. 그 예민한 귀두가 여성 질 속에서 자극을 받는다고 생각해보십시오. 조루가 아닌 것이 이상하지 않겠습니까?

상식적으로 생각해봐도 이런 사람이 포경수술을 받아서 귀두가 늘 노출되어 있으면 아무래도 부드러운 포피 속에 있을 때보다 둔감해지지 않겠습니까? 포경수술을 받으면 귀두가 건조해지면서 점막 상태에서 피부 상태로 바뀌게 됩니다. 평소에 생활하면서 팬티에 쓸리기도 하면서 조금씩 둔감해져갑니다.

포경수술이 조루를 호전시킨다는 명확한 증거는 없다 하더라도, 이렇게 상식적으로 생각해봐도 조루에 도움이 되었으면 되었지 악화시키진 않을 것 같습니다. 포경수술을 받고 조루가 조금이라도 좋아지면 다행이고, 설령 안 좋아진다 하더라도 포경수술은 받았으니 본전은 찾은 셈입니다. 말 그대로 밑져야 본전입니다! 더구나 제가 개발한 '초박피 포경수술'을 받으면 아프지도 않고 고생도 안 하잖아요?

유튜버 닥터장의 초박피 포경수술 이야기

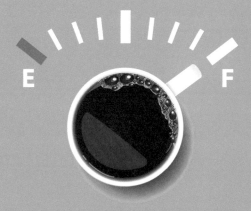

이 말의 어원(語源)을 아십니까

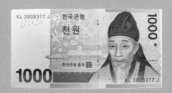

듣기에 좀 민망한 이야기를 할까 합니다. 절대 음담패설이나 욕을 하려는 건 아니니 끝까지 읽어주시면 고맙겠습니다.

남자와 여자 성기를 '자지'와 '보지'라고 부르게 된 유래는 무엇일까요? 어떻게 지어졌을까요?

지금부터는 성균관대학교에 계신 어느 교수님이 들려준 말입니다.

원래는 자지와 보지는 '좌장지', '보장지'라는 말에서 왔다고 합니다. 좌장지를 한자로 풀어보겠습니다.

坐: 앉을 좌

藏: 감출 장

指: 손가락 지

유튜버 닥터장의 초박피 포경수술 이야기

즉, '앉으면 감추어지는 (손)가락'이라는 뜻이겠지요. 그렇다면 '서 있을 때 드러나는 (손)가락'이라고도 해석할 수도 있겠습니다. 이 '좌장지'에서 좀 복잡하니까 '장'을 빼버리고 '좌'는 발음이 어려우니 '자'로 바꿔서 자지로 부르게 되었다는 겁니다.

이번에는 보장지를 한자로 풀어보겠습니다.

步: 걸음 보
藏: 감출 장
池: 연못 지

즉, '걸으면(서면) 감추어지는 연못'이라는 뜻이겠지요. 여기서도 '장'을 빼버리고 간단히 보지로 부르게 되었다고 합니다.

어떠세요? 그럴듯한가요?

교수님 말로는 퇴계 이황 선생님이 한 말이라고 합니다. 퇴계 이황 선생님이 누굽니까? 조선시대 최고의 학자여서 천 원권 지폐에 그려진 바로 그분입니다. 글쎄요, 그렇게 고상한 분께서 이런 말을 했을까 싶긴 합니다.

말이 나왔으니 하는 말인데 저도 교수님이 이 듣기 민망한 이야기를 들려줄 때 처음에는 깜짝 놀랐습니다. 사적인 자리도 아니고 조선 역사를 강의하는 자리였습니다. 더구나 여성분들도 꽤 있었습니다. 그런데 이야기를 더 듣고 나니 '아! 이렇게 입에 남기 거북한 말도 한자로 풀이하니까 뭔가 있어 보이는구나' 싶기도 했습니다.

그런데요, 저는 제 나름의 주장이 있습니다. 제가 하는 일이 남자 음경 수술하는 일 아닙니까? 제가 매일 수술실에서 남자 물건을 보면서 뭘 느꼈는지 아십니까? 남자들 물건이 하나같이 왼쪽을 가리키고 있다는 사실입니다. 오른쪽을 가리키는 물건은 거의 본 적이 없습니다. 오늘 집에 가서 본인의 것을 한번 자세히 살펴보세요. 분명 왼쪽을 가리키고 있을 겁니다. 만약 오른쪽을 가리키고 있다면 당신은 무척 특이한 경우입니다.

어쨌든 그래서 저는 나름대로 생각했습니다.

"아하! 남자의 물건이 하나같이 왼쪽을 가리키기 때문에 좌지(左: 왼 좌, 指: 가리킬 지)라 부르는 거구나! 그게 나중에 자지로 바뀌었을 거야. 우리 선조들이 남자 물건을 참으로 예리하게 관찰했구나!" 이것이 남자 물건 이름의 유래에 대한 저의 주장입니다.

(솔직히 말해서 여자 쪽은 잘 모르겠습니다)

유튜버 닥터장의 초박피 포경수술 이야기

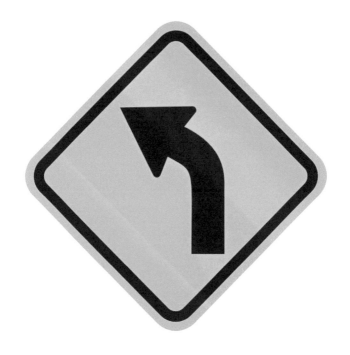

어떠세요?

퇴계 이황 선생과 저의 주장 중에 누가 더 맞는 것 같은가요?

19.
—
그들이
포경수술을 반대하는
이유

: :
: :

*

이 글을 여기 써야 하나 말아야 하나 망설였습니다. 포경수술을 받지 말라고 주장하는 사람들 중에 분명 누군가는 이 책을 읽을 것이기 때문입니다. 이 글로 인해 그들과 논쟁에 휘말리면 피곤하고 성가신 일 아니겠습니까? 저는 그냥 제 할 일만 하면 되는데, 괜한 짓 하는 건 아닌가 싶기도 합니다.

그렇다 하더라도 매일 포경수술을 하고 있는 저로서도 왜 생각이 없겠습니까? 설령 이 글이 포경수술 반대하는 분들의 마음을 어지럽힐 수 있다 하더라도 어쩔 수 없습니다. 제가 만약 제 생각을 말하지 않고 포경수술을 계속한다면 뭔가 떳떳지 못한 일을 하는 사람처럼 보이지 않겠습니까?

포경수술을 반대하는 사람들의 주장에 이런 게 있습니다. 아직 어린아이인 아들을 아빠나 엄마가 병원에 데리고 가서 수술을 시키는 것은 어린아이의 인권을 무시하는 처사라는 겁니다. 스스로 뭔가를 선택할 수 있는 권리가 인권이라면 이건 아니라는 것이지요. 이 주장에 대해서는 저도 100% 동의하고 공감합니다. 그들의 주장을 받아들이고 난 뒤 저는 특히 초등학교 어린이들 포경수술을 하지 않고 있습니다. 언제부터 하지 않게 되었는지 너무 오래되어서 기억도 나지 않습니다. 그전에 아무 생각 없이 어린아이 포경수술을 했던 것도 후회하고 있습니다.

그리고 그들의 주장 중에는 또 이런 것도 있습니다. '포경수술을 하면서 음경 포피 일부를 제거해버리면 성감이 떨어지게 된다. 그러니 포경수술을 받아선 안 된다!' 그들이 외국 논문까지 들이대면서 주장을 해서 저도 크게 반대 의견을 내세우진 못하겠습니다.

그래도 저의 느낌은 한마디로 "글쎄요?"입니다. 사실 저도 이게 정말 궁금했습니다.

'포경수술을 받으면 정말로 성감이 떨어지나?'

그래서 저에게 포경수술을 받은 남자들에게 수술 후에 성감이 떨어졌는지 직접 물어봤습니다. 그들은 하나같이 잘 모르겠다고 답했습니다. 물어본 사람이 몇 안 돼서 단정적으로 그렇다 아니다 말하기는 어렵습니다. 가능하다면 앞으로 더 많은 사람들에게 물어보고 통계를 내볼 생각입니다.

사실 이런 걸 물어보기가 여간 어려운 게 아닙니다. 왜냐하면 너무나 사적인 영역이기 때문입니다. 이 질문을 그냥 편하게 옮기면 "수술 후 섹스를 하는 것이 재미없게 느껴지더냐?"가 됩니다.

당신이 이런 질문을 받으면 그냥 쿨하게 대답할 수 있겠습니까? 당장 짜증 섞인 목소리로 "별걸 다 물어보시네요!" 하고 쏘아붙일 지도 모를 일입니다.

그런데 말입니다. 포경수술을 반대하는 사람들은 절대 포경수술 받지 말라고 주장하는데 이 '절대'라는 말에는 근본적인 오류가 있는 것 같습니다. 이 절대라는 말에는 '모든 남자들'이라는 뜻이 내포되어 있기 때문입니다. 이건 아닌 것 같습니다. 왜냐하면 어쩔 수 없이 꼭 포경수술을 받아야 하는 남자들도 많기 때문입니다. 그들은 절실합니다. 그런데 그들한테도 절대 포경수술 받지 말라고 주장해선 안 되지 않겠습니까?

앞에서 포경수술을 꼭 받아야 하는 남자는 어떤 남자인지 여러 번 설명을 했습니다. 전문 의학 용어로 말하면 '진성 포경'과 '감돈 포경'인 남자들이고 알기 쉬운 생활 용어로 말하면 성인이 되어서도 잘 '안 까지는' 남자들입니다.

어떤 청년이 포경수술을 받으러 와서 이런 말을 했습니다.

"부모님이 수술을 반대했어요. 예전에 어떤 여성분이 텔레비전에 나와서 포경수술 반대 주장을 했는데 그 얘기를 하는 거예요. 생각해보세요. 여자가 남자의 고민을 어떻게 알겠습니까? 제가 감돈 포경이라 관계를 할 때마다 얼마나 아픈지 그게 달리지도 않은 그 여성분이 어떻게 알겠냐는 말이지요. 나 참!"

이 청년의 경우를 보면, 포경수술을 반대하더라도 '절대'라는 말

　　　　　유튜버 닥터장의 초박피 포경수술 이야기

을 사용해서는 안 되지 않겠습니까? 저는 그들이 차라리 이렇게 주장했으면 좋겠습니다.

'꼭 필요한 경우 말고는 포경수술을 받지 마라.'

만약에 그들이 이렇게 주장한다면 저도 어느 정도 수긍할 수 있겠습니다.

지금은 옛날보다 경제적으로 풍요로운 시대입니다. 대부분 집에 샤워 시설을 갖추고 있어서 포경수술을 받지 않아도 음경의 청결 문제는 문제될 것도 없습니다. 하루에 한 번 샤워를 한다면 그 부위도 청결한 상태가 유지되지 않겠습니까? 그러니 음경 청결 문제가 포경수술을 하는 이유라는 주장은 설득력이 떨어집니다.

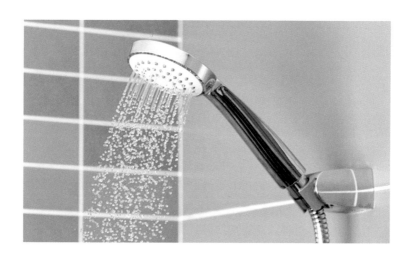

현을 그대로 빌리자면 아내가 지저분하다고 생각한다는 겁니다.

그래서 저는 물어봅니다. 집에 샤워 시설이 없냐고. 그들은 대답합니다.

"왜 없겠어요. 그런데 살다 보면 너무 피곤해서 샤워 못 하는 날도 있는 거 아닙니까? 어떻게 매일 샤워를 합니까? 아내가 워낙 깔끔을 떨어서 하루만 안 씻어도 냄새 난다고 사람을 달달 볶아 댑니다. 포경수술 받으면 아파서 며칠 일을 못 한다고 핑계를 대면서 그동안 버텼지요."

그런데 아내가 어떻게 알았는지 안 아픈 '초박피 포경수술'이라는 것이 있으니 받고 오라고 해서 수술을 받는다고 합니다.

포경수술 받은 남자도 안 씻으면 당연히 냄새가 나겠지만 포경수술 안 받은 남자가 더 냄새가 심하게 납니다. 포피가 귀두를 덮고 있으면 그 사이에 소변이 묻어 있어서 더 냄새가 나는 거지요. 매일 샤워하는 청결한 남자들에게는 해당사항이 없는 대목입니다.

포경수술을 받아야 한다고 주장하는 사람들도 있고 받지 말라고 주장하는 사람들도 있습니다. 지금까지 제가 하는 이야기를 들으셨으니 저의 생각을 당신은 이미 알고 있을지도 모릅니다.

그렇더라도 저의 포경수술에 대한 생각을 정확히 말씀드리겠습니다.

유튜버 닥터장의 초박피 포경수술 이야기

포경수술 받고 싶은 남자는 수술받아라!

포경수술 받고 싶지 않은 남자는 수술받지 마라!

한산한
병원 대기실

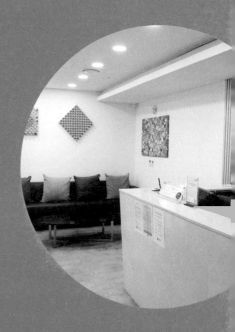

*

백화점에 가본 게 언제인지 모르겠습니다. 남자가 백화점 갈 일이 별로 없기 때문입니다. 젊었을 때는 솔직히 가기 싫었지만 아내가 무서워서 따라가긴 했습니다. 그런데요, 백화점에 갈 때마다 그것 참 이상하다 느꼈던 게 있습니다. 백화점에 가보면 에르메스, 샤넬, 루이비똥… 이런 명품점은 늘 한산해 보였습니다. 직원 하나 다소곳이 서 있는 모습만 보이고 손님이 있는 경우를 거의 못 봤습니다. 누가 봐도 파리 날리는 가게 풍경 아니면 뭐겠습니까? 솔직히 제 일도 아닌데 속으로 걱정을 했지요. 고급 백화점 임대료가 보통이 아닐 텐데 저렇게 장사가 안돼서야 어디 임대료나 제대로 낼 수 있을까?

그런데 말입니다, 나중에 알아보니 그게 아니었습니다. 대부분 엄청난 매출을 올린다고 들었습니다. 그 말을 듣고 얼마나 부끄러웠는지 모릅니다. 말 그대로 '네 걱정이나 하세요'였습니다. 그때

유튜버 닥터장의 초박피 포경수술 이야기

깨달았습니다. 맛집처럼 손님이 바글거려야 장사가 잘되는 곳도 있지만, 한산해 보여도 정작 큰 매출을 올리는 곳도 있다는 걸 말입니다.

백화점 이야기를 먼저 꺼낸 이유는, 제 병원 대기실도 거의 대부분 한산하기 때문입니다. 그렇다고 제 병원이 백화점 명품점처럼 엄청나게 매출을 올린다는 이야기는 절대 아닙니다. 제 말을 조금만 더 듣다 보면 그렇겠구나 하게 될 겁니다. 제 병원 대기실이 한산한 데는 몇 가지 이유가 있습니다.

저에게 수술받으러 오는 남자들은 거의 대부분 제 유튜브 영상을 보고 옵니다. 그런데 말입니다, 생각해볼까요. 제가 직접 수술하는 걸로 알고 왔는데 수술은 정작 다른 의사가 한다? 당신이라면 기분 좋겠습니까? "어? 이게 아닌데…" 할 거 아닙니까.

살다 보면 이와 비슷한 경험을 가끔 하게 되는데 지금 딱히 생각나는 예가 없습니다. 비슷한 예를 하나 만들어볼까요? 당신과 한 동네에 예쁜 여자가 살고 있습니다. 당신은 그 여자에게 마음이 있습니다. 어느 날 길에서 그 여자와 마주쳤는데 그 여자가 웃으며 다가와서 자기 집에 놀러가자고 합니다. 당신은 얼마나 좋겠습니까? 가슴이 두근거릴 게 빤합니다. 그런데요, 막상 그녀 집에 같이 갔는데 무슨 일이 벌어졌을까요? 그녀가 자기의 못생긴 언니를 소개시켜주면서 둘이 사귀라고 하는 겁니다. "이런 젠장!"입니다. 저에게 수술받을 줄 알고 왔는데 만약 다른 의사가 수술한다고 하면 바로 이런 기분이 들지 않겠습니까?

제가 만약 부원장을 두고 둘이서 수술한다면 매출을 더 올릴 수 있습니다. 안 그렇겠습니까? 둘이서 수술하면 매출이 두 배로 늘어날 테니까요. 그런데요, 직접 수술을 만든 저보다 '초박피 포경수술'을 더 잘할 수 있는 의사도 없지만, 저의 얼굴을 보고 찾아오는 사람들을 다른 의사에게 맡길 수는 없는 노릇 아니겠습니까? 저에게 조금의 양심이라도 있다면 말입니다.

처음에 시작할 때 세 시간 걸리던 수술이 지금은 빨라져서 한 시간 반 정도 소요되지만, 수술 준비하고 마무리하는 시간까지 하면 두 시간 반은 족히 지나갑니다. 여덟 시간 근무한다고 치면 제

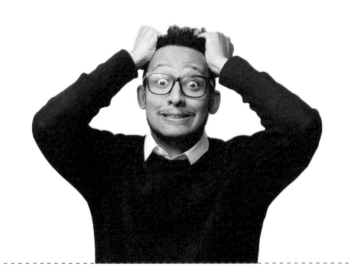

유튜버 닥터장의 초박피 포경수술 이야기

가 하루에 할 수 있는 수술 건수는 둘, 많아야 셋 정도입니다. 그러니 제 병원 대기실이 한산할 수밖에 없지 않겠습니까?

수술받으려고 제 병원에 처음 방문한 사람들 중에 병원이 너무 한산해서 순간적으로 당황했다고 하는 경우도 꽤 있습니다. 유명한 병원이라 환자들이 많을 거라 생각하며 왔는데 대기실에 기다리는 사람은 아무도 없고 조용한 음악만 흐르고 있으니 그럴 만도 하지 않겠습니까?

수술받으러 병원 문을 들어선 순간부터 수술받고 병원 문을 나갈 때까지 병원 직원 말고는 아무하고도 마주치지 않는 경우도 꽤 있습니다. 이는 다분히 의도된 저의 배려입니다. 포경수술을 받는 것이 부끄러운 일은 아니지만 그래도 본인은 아무도 모르게 받고 싶어 할 수도 있지 않겠습니까? 동네방네 떠들고 다닐 일은 아니니까요. 그래서 되도록 다른 사람과 마주치지 않게 수술 스케줄을 조정하고 있습니다.

가끔 병원 대기실 소파에 사람이 앉아 있는 걸 볼 수 있습니다. 이들은 대부분 보호자로 따라온 사람들입니다. 수술 끝나기를 기다리며 지루한 표정으로 휴대폰과 시계를 번갈아 보고 있습니다.

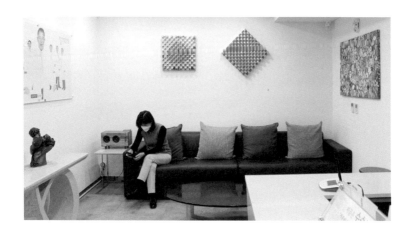

제 병원 대기실은 앞으로도 한산할 것입니다. 왜냐하면 저는 앞으로도 부원장을 두지 않고 직접 수술을 할 생각이기 때문입니다. 그렇게 하는 것이 저의 '초박피 포경수술'을 사랑해주는 남자들에게 제가 할 수 있는 최소한의 도리가 아니겠습니까?

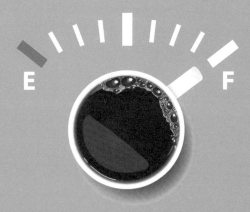

커피 한잔 ⑨

E   F

저랑 시 한 편 같이 감상할까요

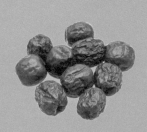

*

대추 한 알

장석주

저게 저절로 붉어질 리는 없다
저 안에 태풍 몇 개
저 안에 천둥 몇 개
…(중략)…
저게 저 혼자 둥글어질 리는 없다
저 안에 무서리 내리는 몇 밤
저 안에 땡볕 두어 달
저 안에 초승달 몇 날
…(후략)

유튜버 닥터장의 초박피 포경수술 이야기

어떤 느낌이 드세요?

저는 이 시를 읽으면 여태껏 살아오면서 힘들었던 일들과 외로 웠던 시간들이 떠오릅니다. 당신도 지금까지 행복하게만 살아온 건 아니잖아요. 누구에게나 힘든 일, 외로운 시간은 있는 법이니까요. 그런데 말입니다. 장석주 시인은 저 조그만 대추에게도 힘들고 외로운 시간이 있었다고 하네요.

매도 같이 맞으면 덜 아프다는 말이 딱 맞는 것 같습니다. 사는 게 나만 특별히 힘들고 나만 혼자 고독한 줄 알았는데요. 이 시는 그게 아니라고, 다들 그렇게 산다고, 대추 한 알도 그런 시간을 견딘 거라고 합니다.

대추가 저에게 말을 건네요.

"아저씨! 저도 힘들었어요. 저도 외로웠고요. 태풍 불고 천둥 벼락 칠 때 얼마나 무서웠는지 아세요? 초승달 지는 새벽에 찬서리 내리면 너무 외로웠어요. 하지만 저는 참고 견뎠어요. 아저씨! 저 잘했죠?"

21.
—

유튜버 의사

:: ::

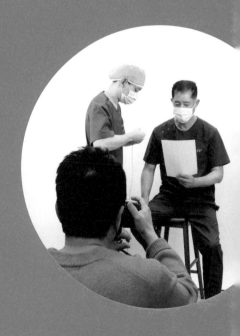

*

제가 유튜브를 시작한 지도 만 3년이 지났습니다. '닥터장 채널'이 제 유튜브 채널 이름인데 올린 영상 수가 300편 가까이 됩니다. 그런데 말입니다, 저는 아직도 카메라 앞에 서면 얼음이 됩니다. 생각해보십시오. 300편 정도 영상을 찍었으면 아무리 바보라 하더라도 카메라 울렁증이 사라져야 하는 거 아닙니까? 바보 바보 해도 저 같은 바보는 없는 것 같습니다.

그렇다 하더라도 저는 꾸준히 영상을 업데이트해왔고 앞으로도 계속할 작정입니다.

"두드려라. 열릴 것이다." 저는 이 구절을 이렇게 바꾸고 싶습니다.

"두드려도 안 열리면 열릴 때까지 두드려라. 그러면 열릴 것이다."

계속 들이대는 사람에게는 운도 그 사람 편으로 기우는 것 같

유튜버 닥터장의 초박피 포경수술 이야기

습니다. 운명의 신 '아르미야'가 여신인 것도, 계속 들이대는 남자에게 마음이 기우는 여자를 닮았기 때문인 것 같습니다. 3년 동안 그렇게 계속 들이대다 보니 지금은 남성의학 분야에서 꽤 알려진 유튜버가 되었습니다.

이걸 보더라도 집요함과 끈기는 성공의 가장 중요한 조건인 것 같지 않습니까? 만약 당신이 어떤 분야에서 성공하고 싶다면 이 대목을 당신 마음 깊이 입력하셔야 할 겁니다. 이런 과정도 겪지 않고 쉽게 얻어진 성공은 성공이라 할 수 없는 것이, 다른 사람도 쉽게 따라할 수 있기 때문입니다.

솔직히 말해서 제가 오랫동안 유튜버로 활동할 수 있었던 것은 저에게 양두식 실장이라는 유능하고 충성스러운 직원이 있었기 때문입니다. 양 실장은 영상 촬영부터 편집, 계정 관리까지 관련된 거의 모든 일을 도맡아 해왔습니다. 생각해보십시오. 하루 종일 수술실에서 수술해야 하는 제가 어떻게 그 많은 일을 다 하겠습니까? 포기해도 벌써 포기했을 겁니다. 그러고 보면 제가 근성과 끈기가 있어서 유튜브를 오래 할 수 있었던 것이 아니라 좋은 직원이 있어서 오래 할 수 있었던 셈입니다. 그런데요, 그거 아세요? 좋은 직원을 둘 수 있었던 것도 저의 운이고 실력인 셈입니다.

그런데 말입니다. 유명해지면 무조건 좋기만 할까요? 절대 그렇지 않습니다. 부담이 엄청납니다. 저에게 수술받으러 오는 분들이 무슨 연예인 보듯 저를 봅니다. 실제로 그런 말을 자주 합니다.

"연예인 보는 것 같습니다!"

수술을 결정하기 전에 저이 유튜브 영상을 많이 보고 나면 그런 기분이 들지 않겠습니까?

사람을 자주 보면 낯설지 않게 느껴집니다. 실제로 보나 영상으로 보나 그렇게 느껴지는 건 똑같은가 봅니다. 제가 마음에 부담을 느낄 수밖에 없는 이유도 바로 여기에 있습니다. 그들이 무한 신뢰의 눈빛으로 저를 바라볼 때 저는 어느새 마음속으로 굳게 결심을 하게 됩니다.

"이 수술은 무조건 성공시켜야 한다!"

당신이 저라 하더라도 똑같을 겁니다. 생각해볼까요? 부산, 광주, 강릉, 심지어 멀리 제주에서까지 산 넘고 물 건너 바다 위를 날아서 저에게 수술받겠다고 전국에서 찾아옵니다. 보통 믿음이 가지 않고서는 그렇게 못 합니다. 바로 그들의 그 믿음을 배신해서는 안 될 일입니다. 그러니 저절로 마음에 부담을 가질 수밖에 없는 노릇 아니겠습니까?

한번 가정해볼까요? 유튜브 영상에서는 마치 신이나 된 듯 수술 엄청 잘한다고 떠들어댔는데 막상 수술은 하는 족족 결과가 엉망이다? 만약 당신이 수술받은 사람이라면 마음이 어떻겠습니까? 얼마나 실망하겠습니까? 사기당했다는 느낌이 들지 않겠습니까? 만약 제가 그런 식으로 수술을 했다면 벌써 제 유튜브 게시판이 온갖 욕설로 도배되었을 겁니다. 어디 그뿐이겠습니까? 수많은 의료소송에 휘말려 있을 겁니다. 병원은 하루가 멀다 하고 따지러 오는 사람들 고함으로 조용할 날이 없을 겁니다. 생각만 해도 소름이 끼칩니다.

그럼 유튜브를 하기 전에는 수술을 대충 했을까요? 그건 아닙니다. 의사가 그럴 수는 없지요. 저도 히포크라테스 선서를 한, '뼛속까지 의사'입니다. 그런데 말입니다. 신기한 건 이런 부담감을 가지고 수술에 임하고 난 후부터 수술 결과가 그전보다 훨씬 더 좋아졌다는 겁니다.

생각지도 못한 일이지요. 저에게 수술받으러 오는 사람들을 실망시키지 말아야 한다는 그 부담감이 오히려 좋은 결과를 만들어낸 셈입니다. 그러고 보면 부담감이 꼭 나쁜 것만은 아닌 것 같습니다. 사실 조금만 생각해봐도 아무런 부담감 없이 이루어낼 수 있는 일은 별로 없는 것 같습니다.

솔직히 말해서 처음에 유튜브를 시작한 건 지극히 현실적인 이유 때문이었습니다. 그 당시 병원 경영이 시원치 않아서 혹시 경영에 도움이 되지 않을까 해서 시작하게 되었던 겁니다. 그렇게 시작해서 3년을 꾸준히 하다 보니 병원 경영에 도움이 되는 걸 넘어서 저의 수술 실력까지 업그레이드되었습니다. 수술만 업그레이드된 것이 아닙니다. 병원은 청결하고 안락한지, 직원들은 고객들을 친절하게 응대하고 있는지 등 병원 전반에 대해 저절로 더 챙기게 되었습니다. 챙긴 만큼 더 좋아진다는 느낌을 받았습니다. 생각지도 못했던 좋은 결과가 나온 셈입니다.

이 이야기를 읽고 당신은 어떤 생각이 드시나요? 혹시 당신도 뭔가에 새롭게 도전하고 싶다는 마음이 들진 않나요? 처음 영상을 찍을 때 바라봤던 카메라 렌즈가 저에게 낯설고 두렵게 느껴졌던 것처럼 혹시 당신도 낯설고 두려운 뭔가에 도전하고 싶다는 생각이 들지 않으세요? 나라고 못할 게 뭐 있어? 이런 마음 말입니다.

당신에게 그런 도전정신이 조금이라도 가슴속에 생겨났다면 저는 이 글을 쓴 보람이 있는 겁니다.

유튜버 닥터장의 초박피 포경수술 이야기

유튜브를 하면서
알게 된 것들

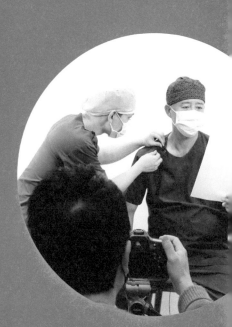

앞에서도 이야기했지만 제가 유튜브를 시작한 지도 만 3년이 넘었습니다. 그런데요, 시작해서 거의 2년까지는 반응이 뜨뜻미지근했습니다. 아무리 의학적인 증거를 들이대며 열심히 논리적으로 설명을 해도 사람들의 반응은 그대로였습니다. 왜 그랬을까요? 그때는 그 이유를 몰랐습니다. 그러던 어느 날 제 조카가 저에게 초박피 포경수술을 받고 난 뒤 유튜브에 출연했습니다. 촬영하기 전에 저는 조카에게 말했습니다. 과장하지 말고 그대로만 말하면 된다고 말입니다. 그만큼 이 수술의 결과에 대해서 저는 자신이 있었습니다. 조카는 유튜브에 출연해서 수술 경험을 솔직하게 이야기했습니다. 그 영상을 당신이 봤어도 조카가 거짓말하는 것 같지 않다고 느꼈을 겁니다.

조카와 인터뷰한 영상을 올린 후 이 수술을 받겠다는 사람들이 늘어났습니다.

이건 뭐지? 싶었습니다. 아니, 제가 혼자 열심히 수술을 설명할 때는 왜 별로 반응이 없다가, 수술 받은 사람이 직접 경험을 얘기하니까 사람들이 믿기 시작하는 거지? 그때 저는 깨달았습니다. 사람들은 왜 안 아픈지에 대해서는 관심이 없고, "정말 안 아프더라!" 하는 말에 더 강한 신뢰를 느낀다는 것을 말입니다. 사람들이 맛집을 찾는 이유는 음식이 맛있기 때문입니다. 맛있는 음식은 그 음식을 만드는 과정까지 저절로 신뢰하게 만듭니다.

"얼마나 정성껏 만들었으면 이렇게 맛있을 수 있을까?"

저의 '초박피 포경수술'도 마찬가지입니다.

"얼마나 공들여 수술했으면 저렇게 안 아프다고 하는 걸까?"

맞습니다.

'과정이 아니라 결과를 보여줘라!'

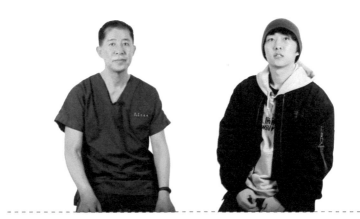

제가 혼자 수술을 설명한 것은 과정을 보여주려 애쓴 것이고, 조카가 수술을 받아보니 정말 안 아프더라고 말한 것은 결과를 보여준 것이었습니다. 유튜브 영상에서 결과를 보여주니까 사람들이 믿고 수술을 받으러 오는 것입니다. 이 단순한 진리를 왜 그동안 저는 몰랐을까요?

그 후로 저는 수술받은 사람들에게 유튜브에 출연해달라고 부탁을 했습니다.

"초박피 포경수술을 받아 보니 어떻다냐? 안 아프고 고생도 안 해서 정말 좋지 않더냐? 다른 사람들도 이 수술을 받을 용기가 나게 유튜브에 나와서 솔직하게 수술 경험을 말해주면 정말 고맙겠다. 있는 그대로만 말하면 된다. 교통비 정도 출연료도 드리겠다."

이런 식으로 출연을 부탁했습니다.

대부분의 사람들은 정중히 저의 부탁을 거절했습니다.

유튜버 닥터장의 초박피 포경수술 이야기

당연한 일 아닙니까? 포경수술 받았다는 것이 부끄러운 일은 아니지만 그렇다고 동네방네 떠들 일도 아니기 때문입니다. 그리고 말이 쉽지, 카메라 앞에 선다는 것이 얼마나 부담스러운 일입니까? 그런데요, 가끔은 저의 부탁을 들어주는 사람도 있었습니다. 그렇게 고마울 수가 없었습니다. 저의 간청을 거절하지 못해서 일 수도 있고, 정말 수술을 받아보니까 좋아서 다른 사람들에게도 알려주고 싶다는 마음에 부탁을 수락했을 수도 있습니다. 아니면 둘 다일 수도 있습니다.

뜻이 있으면 길이 있다는 말은 이럴 때 쓰는 것 아닐까요? 인터뷰하는 영상이 하나둘 늘어나자 저의 출연 부탁을 들어주는 사람들도 늘어났습니다. '남들도 하는데 뭐!' 사람 마음이 그런 것 같습니다.

그들과 인터뷰하면서 저의 '초박피 포경수술'에 대해서 저도 미처 몰랐던 사실들이 있다는 걸 깨달았습니다.

그중 한 가지는 이 수술이 제가 생각한 것보다 훨씬 덜 아프다는 겁니다. 인터뷰하기 전까지는 그 사실을 잘 몰랐습니다. 수술받은 사람들이 실밥 뽑으러 오면, "잘 지냈어요? 고생 안 했고?" "네, 선생님. 별로 안 아팠어요."

그들과의 대화는 이것이 거의 전부였습니다. 그런데 영상 촬영하면서 조근조근 물어보니까 이 '초박피 포경수술'이 제가 생각했던 것보다 훨씬 덜 아프고 덜 고생하는 수술이라는 걸 알게 되었습니다.

또 한 가지는 이 수술이 왜 안 아픈 수술인지 그 이유를 정확히 아는 사람이 거의 없다는 것이었습니다.

"왜 안 아픈지 이유도 모르고 수술을 받으셨어요?" 하고 물어보면, "안 아프면 된 거 아닌가요?" 하고 대답합니다.

맞습니다. 아까도 얘기했지만 맛집이 맛있으면 됐지, 왜 맛있는지 알 필요까지는 없으니까요.

세 사람이 똑같은 이야기를 하면 없는 호랑이도 만들어낸다는 말이 있습니다. 이 말은 여러 사람이 똑같은 이야기를 하면 그 이야기를 들은 사람은 저절로 믿게 된다는 뜻입니다. 저에게 '초박피 포경수술'을 받은 사람과 인터뷰한 동영상이 지금은 거의 30개 가까이 올라가 있습니다. 그 영상에 나온 사람들은 하나같이 안 아프고 고생도 안 한다고 이야기를 합니다. 아무리 의심이 많은 사람이라 하더라도 이 영상들을 몇 개 보고 나면 안 믿을 수 없을 겁니다.

앞으로도 아마 저는 인터뷰하는 영상을 유튜브에 계속 올릴 것입니다. 그리고 더 많은 남자들이 '초박피 포경수술'에 대해 알게 될 것입니다. 그들 중에 어떤 남자들은 기존의 아픈 포경수술만 있는 줄 알고 엄두를 못 내다가 이 수술이 있다는 걸 알고 반가운 마음으로 저에게 수술을 받으러 올 것입니다. 그리고 그들은 먼저 수술받은 남자들이 유튜브에 나와서 했던 말들이 하나도 틀리지

유튜버 닥터장의 초박피 포경수술 이야기

않았다는 것을 몸으로 확인하게 될 것입니다.

그 후로 점점 '초박피 포경수술'이 널리 알려져서 지금은 많은 사람들이 이 수술을 받겠다고 예약을 하고 있습니다.

저의 자랑질로 들릴 수도 있는 이 글을 쓰는 이유는 따로 있습니다. 분명 당신 혹은 누군가는 이 글을 읽고 "아하! 이렇게 하면 되겠구나" 하며 무릎을 칠 사람이 있을 겁니다. 그리고 그는 내가 했던 걸 참조해서 자기만의 묘수를 발견해낼 겁니다. 그게 유튜브 든지 뭐든지 말입니다.

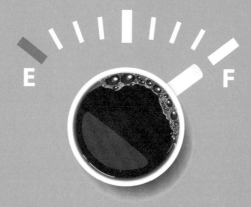

커피 한잔 ⑩

E   F

다시 한번 똑같은 시를 같이 감상할까요

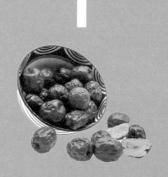

*

대추 한 알

장석주

저게 저절로 붉어질 리는 없다
저 안에 태풍 몇 개
저 안에 천둥 몇 개
…(중략)…
저게 저 혼자 둥글어질 리는 없다
저 안에 무서리 내리는 몇 밤
저 안에 땡볕 두어 달
저 안에 초승달 몇 날
…(후략)

유튜버 닥터장의 초박피 포경수술 이야기

세월이 흐르면 사람 생각도 바뀌는 것 같습니다. 똑같은 시가 다르게 읽히니 말입니다. 이 시를 처음 읽었을 때보다 더 나이가 들고 난 뒤 가만히 생각해보니 너무 힘들고 외로웠던 시간은 삶 전체로 보면 아주 짧았다는 걸 깨달았습니다. 다만 더 또렷이 기억하고 있어서 길게 느껴진다는 걸 알았습니다.

가만히 생각해보면 저에게도 기쁘고 신났던 때가 많았습니다. 다 기억을 못 해서 그렇지, 많은 사람들로부터 따뜻한 사랑과 보살핌을 받았습니다. 특히 어머니와 아버지의 사랑을 생각하면 지금도 마음이 따뜻해집니다. 그들의 지극정성 보살핌이 없었다면 제가 어떻게 여기까지 왔겠습니까? 그게 어디 가능이나 하겠습니까?

이제 제가 대추에게 말하겠습니다.

"대추야! 네가 처음 이 세상에 왔을 때 누가 맨 처음 너를 반겨줬니? 촉촉이 내리는 부드러운 봄비가 네 얼굴을 깨끗이 씻겨줬잖아. 그리고 비가 개고 난 뒤 하얀 나비, 노란 나비가 갓난애 침대 천장에 매달아놓은 모빌처럼 네 앞에서 춤을 춰주었지. 벌들도 네가 귀여운지 네 주위를 '붕붕' 소리내며 날아다녔고 말이야.

기억해봐. 소리 고운 새가 가까운 나뭇가지에 앉아 예쁜 노래를 불러줬잖아. 봄볕 따스한 날 네 앙증맞은 얼굴 보려고 흰 구름들이 양떼들처럼 몰려왔다 가고, 몰려왔다 가고 했잖아. 온 세상이

네가 예뻐서 어쩔 줄 몰라하는 것 같았지.

무더운 여름날 네 얼굴이 발갛게 달아올랐을 때 갑자기 소나기가 쏟아졌던 일 기억나니? 그때 너는 '아! 시원해' 소리를 질렀지.

어느 조용한 여름 한낮, 네 형제들이 심심해서 풀이 죽어 있을 때 갑자기 모두 다 깔깔대며 배꼽 잡고 웃었던 일 기억나니? 어디서 나타났는지 경단처럼 동그랗게 뭉친 소똥을 굴리는 말똥구리를 너희 형제들 중에 누군가가 먼저 발견한 거야. 한 마리는 앞에서, 다른 한 마리는 뒤에서 물구나무 서서 소똥 경단을 밀고 당기는 모습이 얼마나 재미있던지. 누가 한번 먼저 웃으면 나머지도 참기 힘들잖아. 한꺼번에 터져나온 웃음소리가 하늘 멀리 퍼져나갔었지.

그리고 무엇보다도 네 엄마인 대추나무를 생각해보렴. 너희들 배 곯지 않게 하려고 얼마나 애썼니? 맛있고 풍부한 영양분을 쉬지 않고 끊임없이 너희들에게 날라주셨잖아. 그래서 너희 형제들 모두 토실토실 살찔 수 있었던 거야.

여름밤 하늘은 또 얼마나 아름다웠니? 별이 너무 많아서 다 셀 수 없을 지경이었지. 하늘을 가로지르는 은하수는 또 얼마나 영롱하고 신비했던지. 밤하늘 어디선가 갑자기 하얀 줄을 그으며 순식간에 사라지는 별똥별을 볼 때면 너희들은 황홀해서 '와아!' 탄성을 질렀지. 말 그대로 '한여름밤의 꿈'이었잖아?

여름의 끝, 어디선가 시원한 바람 한 줄기 불어왔을 때, 얼마나

유튜버 닥터장의 초박피 포경수술 이야기

반가웠니? 이제 여름이 끝나는구나! 귀뚤귀뚤 귀뚜라미 소리 들으며 달콤한 잠 속으로 빠져들었지.

대추야!

그러고 보면 좋았던 일, 신났던 일도 많았잖아? 사실 말을 안 해서 그렇지, 온 우주가 합심해서 너를 돌보고 키운 거란다. 그렇지 않았다면 너는 둥글어지지도, 붉어지지도 못했어.

그러니 힘들었던 일보다 좋았던 일을 더 많이 기억해내자고. 그게 좋잖아? 이 아저씨도 그렇게 할게. 안녕! 사랑스런 대추야!"

| 맺음말

먼저 끝까지 다 읽어준 당신에게 고맙다는 말을 전합니다. 남의 말을 잘 들어주는 것이 얼마나 큰 덕을 베푸는 것인 줄 아십니까? 그래서 들을 청(聽) 자도 귀 이(耳) 자에 덕 덕(悳)자와 임금 왕(王)을 합하여 '귀로 임금처럼 덕을 베풀다'를 뜻하고 있는지도 모릅니다. 저만이 아니라 누구나 마찬가지일 겁니다. 당신도 자기 말을 잘 들어주는 사람이 정말 좋잖아요?

당신이 이 책을 읽는 동안 작은 웃음 하나 건졌거나 혹은 "그럴 수도 있겠네!" 하는 공감을 느꼈다면 저로서는 천만다행입니다. 왜냐하면 당신의 소중한 시간을 빼앗았기에 조금이라도 뭔가를 당신이 얻었다고 느껴야 제 마음의 부담이 덜어질 것이기 때문입니다.

난생 처음 책이라는 걸 써봤습니다. 예전에는 책장에 꽂힌 책들이 그냥 책으로만 보였습니다. 그런데 막상 책을 내려고 준비하다 보니 책이 그냥 책으로 보이지 않았습니다. 책이 아니라 작가와

많은 사람들의 엄청난 노력으로 보였습니다. 책이란 것이 그냥 쉽게 나오는 게 아니라는 걸 알게 되었던 겁니다. 정말이지 똑같은 것이 이렇게 달리 보일 수도 있다는 사실에 놀랐습니다.

원장실에 앉아 이 맺음말을 쓰고 있는 지금도 직원들은 수술실에서 '초박피 포경수술'을 준비하고 있습니다. 이제 곧 저는 저를 믿고 찾아온 한 청년의 음경을 깔끔하게 정리하는 수술을 할 것입니다. 그리고 그 청년은 남들처럼 포경수술 후에 크게 아파하거나 고생하지 않을 것입니다.

기존의 포경수술을 업그레이드한 저의 과정에 대해 읽으면서, 당신이나 혹은 그 누군가에게 "나도 뭐 없나?" 하는 마음이 들기를 바랍니다. 만일 그런 일이 일어난다면 이 책을 쓴 저는 두둑한 보너스를 받은 셈입니다.

솔직히 말해서 저는 수술실에서 수술할 때 제일 행복합니다. 의사생활 30년 하다 보니 어느새 천직이 되어버린 겁니다. 뼛속까지 의사가 되어버린 겁니다. 무슨 일을 하든지 같은 일을 30년 하다 보면 누구나 다 저처럼 될 겁니다. 더구나 저는 제가 직접 개발한 수술을 하고 있습니다. 그 자부심이 정말 꿀맛입니다.

당신은 나이가 어떻게 됩니까? 저는 나이가 꽤 들었습니다. 앞으로 제가 얼마나 오랫동안 수술을 할 수 있을까요? 5년? 10년? 15년? 모를 일입니다. 건강과 체력이 허락해주는 한 먼 훗날에도

유튜버 닥터장의 초박피 포경수술 이야기

저는 오늘과 똑같이 수술실에서 '초박피 포경수술'을 하고 있을 겁니다. 저의 삶이 다해서 다시 땅으로 돌아갈 때 "내 할 일 다 해서 아무 미련 없다!"라는 느낌이 들었으면 합니다.

　지난 가을 떨어지는 낙엽을 보다가 우연히 지은 자작 한시(漢詩)로 이 책을 마무리할까 합니다.

秋日偶吟

張澤喜

紅花春雨落可憐

홍화춘우락가련

黃葉秋風歸超然

황엽추풍귀초연

似盡自事無未練

사진자사무미련

無聲暫飛下去土

무성잠비하거토

가을에 우연히 읊다

장택희

붉은 꽃 봄비에 가련히 지나

노란 잎 가을바람에 초연히 돌아가네.

할 일 다 해서 미련 없다는 듯

소리 없이 잠시 날다 흙으로 내려가네.

유튜버 닥터장의 초박피 포경수술 이야기

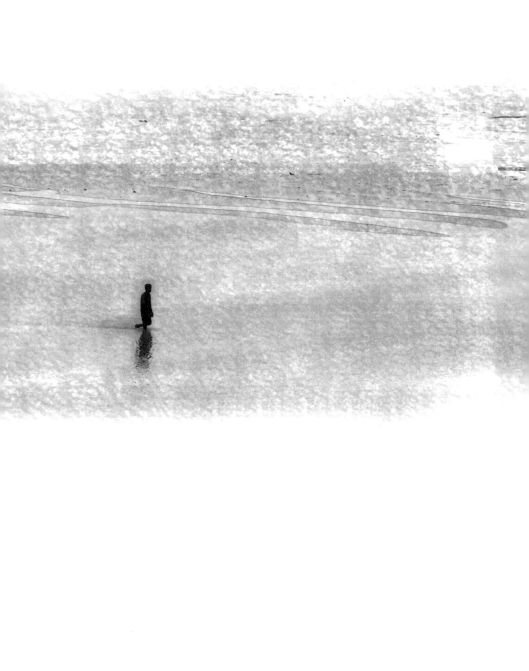